儿保医生手记

懂方法的父母不焦虑

吕兰秋 主编

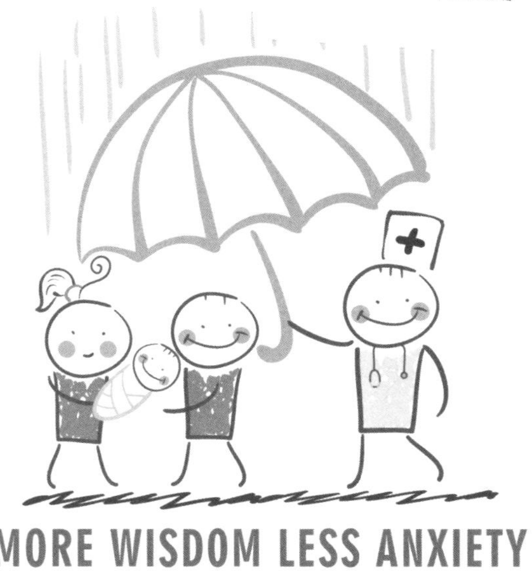

MORE WISDOM LESS ANXIETY

宁波出版社
NINGBO PUBLISHING HOUSE

图书在版编目(CIP)数据

懂方法的父母不焦虑 / 吕兰秋主编 . -- 宁波 : 宁波出版社 , 2019.9(2019.11 重印)
(儿保医生手记)
ISBN 978-7-5526-3640-6

Ⅰ . ①懂 … Ⅱ . ①吕 … Ⅲ . ①婴幼儿—保健—基本知识 Ⅳ . ① R174

中国版本图书馆 CIP 数据核字(2019)第 201558 号

懂方法的父母不焦虑

吕兰秋　主编

责任编辑	汪　婷
责任校对	尤佳敏
出版发行	宁波出版社
地址邮编	宁波市甬江大道 1 号宁波书城 8 号楼 6 楼　315040
网　　址	http://www.nbcbs.com
装帧设计	金字斋
印　　刷	宁波白云印刷有限公司
开　　本	880mm × 1230mm　1/32
印　　张	7.75
字　　数	160 千
版　　次	2019 年 9 月第 1 版
印　　次	2019 年 11 月第 2 次印刷
标准书号	ISBN 978-7-5526-3640-6
定　　价	40.00 元

如发现缺页或倒装,影响阅读,请与印刷厂联系,电话:0574-87296414

编委会

主　编　吕兰秋

副主编（以姓氏笔画为序）

胡燕丽　程　薇　傅婵容

编　委（以姓氏笔画为序）

王梦慧　李文娟　沈园园

章晓军　童可颖　蔡　舫

序　言

有人说，好的教育是一生中取之不尽、用之不竭的财富，是回报率最高的投资。

养育孩子是父母最大的事业，孩子教育得好是父母能收获的最大财富。但是随着时代的进步，越来越多的家庭发现孩子变得不像十几二十年前那么好养好教育了。独生子女家长对孩子的关注度越来越高，孩子成长过程中被发现的问题也越来越多。

“医生，我宝宝拒吃母乳，怎么办？”

“为何孩子不听话，白天多动爱发脾气，晚上睡觉又经常哭、吵？”

“为什么我的孩子 2 岁了还不会讲话？”

……

在儿保门诊，经常会有家长前来咨询育儿过程中碰到的喂养困难、睡眠困扰及其他各种各样的行为问题。

任何问题的出现都是有原因的，医生也并非万能。在儿童发育过程中，很多问题不是医生开个处方，吃吃药、打打针就能解决的，最重要的是家长早发现早干预。有些问题依靠家长平时的呵护与照顾往往就能解决。

如何更科学地照顾孩子?

面对五花八门的信息，很多家长开始眼花缭乱，不知如何选择。也有很多家长表示看过很多育儿相关的书，但真碰到问题时，仍然会不知所措。据此，宁波市妇女儿童医院儿保科的医生们根据平时门诊的求诊案例，结合自身的经验来讲述问题是如何出现的，又该如何避免，以便让家长在育儿过程中少走弯路，使育儿成为一份愉快而有成就感的事业!

这些，就是“儿保医生手记”系列图书之一——《懂方法的父母不焦虑》出版的意义所在。

目 录

第三章　母乳喂养，再难也不要放弃

第四章　身高问题，绝对不可掉以轻心

第五章　不良习惯，一定要谨慎对待

第六章　小毛病，别因过虑酿成大遗憾

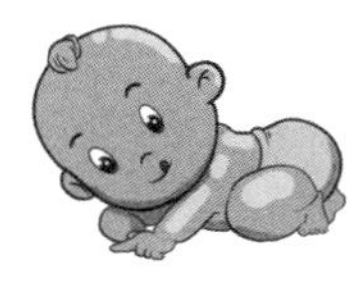

第一章

一步一步，趴着、翻身、看世界

趴着，人生运动第一步

（上 篇）

门诊中，一对年轻的父母抱着宝宝走进来。

“医生，我家宝宝都 110 天了，头还竖不稳，我看邻居家的孩子，比我们还小半个月，头都竖得稳稳的了。”

我将孩子放到诊察床上，开始检查。宝宝能趴着抬头 45°左右，但抬头 2 秒不到就毫无控制地将头砸在床上，是砸，而不是掉。爸妈赶紧抱起尚未哭泣的宝宝，满脸心疼地说：“哦，宝宝，没事吧，是不是弄疼了……”

我在旁边，瞬间尴尬，好像我犯了多大的错一样。

宝宝看着我笑了，但是爸妈还是一脸心疼。

“在家是不是不怎么趴啊？”

“是的，看他趴觉得他好累啊。”

“现在头竖不稳，是不是有点心急了？”

“是的啊，同龄的孩子都能竖稳了，就他，头还软软的，还前后左右乱晃。”

3个月大的孩子头能竖稳，这是所有家长都知道的事情，也是毋庸置疑的。不会爬的孩子，家长还会说不急，谁谁谁不爬也会站会走了。但是到了月份，头还竖不稳，那就没有家长不着急的了，竖头稳定，可是宝宝要完成的第一个大动作。

竖头稳定的前提条件就是，脖子有劲。那脖子如何才能有劲呢？天天抱着，天天躺着，都不可能让宝宝的脖子得到锻炼。唯有趴着，诱导宝宝去抬头，这样他的脖子才能得到锻炼，才能有劲。

3个月的宝宝，趴着可以用双肘支撑，抬头90°，并且持续2分钟左右，就标志着这个孩子的脖子有劲了，头可以竖稳了。

4~5个月的宝宝，趴着开始能双肘离地，以双前臂支撑，让胸部离地，就标志着他的双肩开始有力了，他能开始翻身了。

6个月的宝宝，趴着开始能双手支撑，让腹部离地，就标志着他的腰部开始有力了，他能开始坐稳了。

7~8个月的宝宝，趴着开始能双手双膝支撑，成四点支撑，就标志着大腿开始有力了，他能开始四点爬[1]了。

---

[1] 用双手和双膝支撑身体向前爬行。

所有的力量训练，就是老百姓所说的脖子有劲，腰有劲，腿有劲，都是在趴着的基础上达到的。

现在的孩子从出生开始，所有的事情，大人都恨不得全部替他做才好。但是，有些事情，恰恰是家长不能帮的，只能靠他自己来完成，比如说趴着。

趴着，就像盖高楼所需要的地基。地基打得好，高楼盖多高都不是问题，趴着也一样，只要趴得好，后面所有的动作发育都不是问题。这，必须要家长给予孩子机会。

那又有问题了，多大的孩子能趴呢？

孩子那么小，让他趴着总有些于心不忍啊。但宝宝生来就有了解世界的欲望，我们必须给他机会，不能剥夺他的权利。宝宝出生后，就可以适当让他去趴一趴。众所周知，宝宝在宫内的时候，都是屈曲模式，当他出生后，如果总是让他躺着，他的惊跳反射[1]会特别强烈。而当他趴着的时候，他会有踏实的感觉，他会觉得更安全。

那让他趴着抬头，需要满足哪些条件呢？

睡着的时候，哭闹的时候，肯定不可以，必须是他清醒舒服的

[1] 又称莫罗反射，指新生儿受声音惊吓或身体暂时失去支撑时，会做出双臂外伸、伸腿、弓背，然后双臂收拢作抱物状的动作。该反射一般出生半年后消失。

时候。饿着想吃的时候不行，刚吃过奶也不行，必须是他吃完奶后半小时以上。所以，让宝宝趴着的时机一定要选对。对于一个吃了睡，睡了吃的月子里的宝宝来说，要满足这两个条件真的很困难，但是每天肯定会有那么一两个时间段是能满足这些条件的，所以月子里的宝宝也是可以每天趴一次的。

那如何来训练宝宝趴的动作呢？请看下篇。

趴着，人生运动第一步
（下篇）

上篇说到，要训练月子里的宝宝做“趴”的动作必须选择在他清醒舒服的时候，最好是宝宝吃完奶半小时以后。

对于小宝宝来说，他们很喜欢趴着睡觉，但他们却不知道趴着如何去抬头。

趴着抬头，是宝宝发育过程中的第一个主动大运动。这需要家长用会发出声音的红颜色的玩具去逗引孩子，让宝宝用眼睛看，用耳朵听，寻找玩具，来达到抬头的目的。不是趴趴就好的。甚至也可以在其趴着时，用双手大鱼际[1]轻轻地按摩其脊柱两侧，或者轻轻地叩击其颈后侧肌肉，这都可以刺激其抬头。

那一次趴多久呢？对于月子里的小宝宝，训练其抬头，每次趴着的时间不宜过久，一般在 1 分钟之内，但这不到 1 分钟的时

[1] 手肌外侧肌群在手掌拇指侧形成的肌性隆起。

间都要让他有抬头的意识。2个月后，时间就可以延长，但尽量不要超过3分钟，让每次“趴”都是有效的“趴”，而不是趴在那里就吃手，吃床单，或者哇哇哭。在这趴着的时间里，尽量用孩子感兴趣的玩具，或者是夸张的表情，去逗引，让他在趴着抬头的同时左右转动头部，锻炼脖子的力量，达到尽早能把头竖稳的目标。

一天能趴几次呢？不限次数，只要条件允许，都可以让他趴着，让趴着成为一种日常生活的常态，而非一种训练模式。趴着可以让孩子视野更宽广，可以让他看天花板之外的环境。只有多趴着，孩子才会有“翻身”的欲望；只有多趴着，孩子以后才会有“爬行”的欲望。

能不能等孩子大一点再趴呢？大一点他就会想着去趴了。这是很多爱子心切的家长的想法，因为小宝宝趴着抬头，确实是很累的，经常是小脸涨得通红，喘一口粗气，家长一看，就心疼得不得了，想干脆大一点再说吧。但事实却是，如果在孩子出生2个月之内，家长没有让孩子体验“趴”着，到后期，孩子就很容易抗拒这一动作。不要让趴变成强制性行为。

有些行为，家长不能替代、不能帮助。孩子的发育，很多时候仅仅是需要机会，机会有了，发育是自然而然、水到渠成的事情。

孩子运动的第一步，从趴着开始吧！

★ 育儿心得 ★

宝宝翻身到底有多难
（上篇）

在家长课上经常会有家长问：“医生，为什么我家孩子都 5 个多月了，还不会翻身呢？一点想翻身的主动意识都没有。”

遇到这样的家长，我非常高兴，说明她有一定的育儿知识，她知道孩子 5 个多月需要会翻身，也知道翻身需要有主动意识，只是现在她不知道该如何让自己的孩子翻身。

不论是在门诊中，还是在其他任何地方，家长对翻身这一问题都是比较着急的。翻身是孩子的第二个主动的大运动，会翻身，就意味着他有移动的能力了。孩子会翻身了，附近如果有他想要的东西，他就可以自己去够，这是孩子自己探索世界的第一步。

看到这就知道了，翻身首先是他“想要”，只有想要了，才能调动他的主动性。就如成人一样，你若不想要的话，你肯定不会去做，只有内心有了驱动力，身体才会有所行动。

那么我们该如何让宝宝自己翻身呢?

第一步,家长千万不要往孩子手里塞他想要的任何东西。想要是吗?好啊,自己来拿。够不到是吧?够不到的话,那大人去动孩子,让孩子知道原来他的身体动一下,他就能拿到他想要的东西。

看到这,家长就又会发现一个问题,首先是孩子得想着用手去拿东西,如此他才能具备翻身的主动意识。3 个多月的孩子,会主动伸手抓物是翻身的必备条件。如果 4~5 个月的孩子还不会主动伸手抓物,那就根本谈不上主动翻身,所以先从伸手抓物这个动作开始练起吧。

主动意识调动起来了,但要让宝宝自己翻身,还需要他本身有力量。

所以,第二步,就是力量的准备。

力量的准备,最基础的就是提升脖子的力量。观察小宝宝翻身的过程,会发现他们肯定都是翻到侧身后,头先抬很高,一侧的肩膀用劲往前伸,同侧的一条腿一屈一伸地蹬。能不能翻成功,那就看这条腿用力蹬的方向和力度对不对了。对的话,就翻至俯卧位,不对的话,就又成仰卧位。

所以从这点上来看,孩子必须要脖子和肩膀都能活动自如,腿也能自由地屈伸。脖子和肩膀能活动自如,说白了,就是有力量，而让脖子和肩膀有力量的唯一方法就是多趴（《趴着，人生运动第一步》已提到过）。那这么小的孩子如何能做到腿自由地屈伸呢？不能站，不能跳，还有什么其他方法呢？那就是多鼓励孩子举腿玩。孩子举高腿其实是一件很自然的事情，大家都知道孩子会踢被子，能踢被子肯定是腿能举高至 90° 。所以多鼓励宝宝把腿往上举，少让宝宝平躺着把腿往前踢。

这两点准备好了，再加以反复体验，大部分孩子就能自己翻过身去了。

小宝宝会翻身了，他的世界就整个颠倒了，正反转换就在一瞬间。在他拼尽全力的一刹那，世界都变了，他可能会被吓到，这时候，妈妈的反应最重要。妈妈做得好不好，会直接影响孩子以后愿不愿意去翻身。

如果妈妈拍着手，满脸笑容，轻松地大声地表扬宝宝：“哇，宝宝，你真棒，你翻身了，你翻过身来啦！”可能宝宝已经咧开、准备要哭的嘴巴就会及时地闭住。如果妈妈跟着宝宝，大声紧张地说：“哦，没事，没事，宝宝，没事，妈妈在这里。”然后，赶紧抱起。估计这个宝宝可能又要过很久才会去翻身。孩子感知一切是否安全，全是通过看大人的脸色和听大人说话的语气。

如果 4 个月左右的宝宝，在大人抱着他稍微大幅度摇晃时，他不是咯咯咯地大笑，而是感到很紧张，很恐惧，抓紧大人的衣服，那他是不会主动翻身的。如果存在这种情况，家长平时可以多抱着他摇晃摇晃，从小范围开始，在他能接受的程度上，让他去放松。

前面的条件都满足了，如何帮助宝宝完成翻身动作呢？其实练习很简单，请看下篇的内容！

宝宝翻身到底有多难
（下篇）

上篇讲了主动翻身的一些前提条件，其实我的本意是，如果这些前提条件做到了，宝宝只需要经常体验翻身的感觉，就能很好地翻身了。

一个连续的翻身动作是从仰卧位变成俯卧位，而从仰卧位变成俯卧位又需要分为两步：从仰卧变成侧卧，再从侧卧翻至俯卧。

从仰卧位变成侧卧位，在我看来是宝宝们会经历的最困难的阶段。很多爸爸妈妈抱着宝宝来就诊时，都会说："我家宝宝，我要是给他翻到侧卧位了，他自己努努力，就能翻趴下，但我要不帮他翻到侧，他就躺在那动也不动。"

宝宝躺着动也不动，肯定是因为趴得少，在他的世界里，他的体位每天就只有两种：要么抱着，要么躺着。也有家长说："那我宝宝每天也有趴啊！"但是这种趴，可能也就是一天两次左右，这些，远远不够。趴得少，宝宝就不能体验趴着的乐趣，他就不愿意翻身至趴着了。

宝宝翻身至趴着中间有一个非常重要的环节，就是先翻到侧卧位。为了让宝宝更早地学会自己翻至侧卧位，可以采用如下几种方法。

1. 多侧身玩

让宝宝侧着玩。放置很多宝宝躺着不能够到，不能摸到，但侧身就能摸到，就能够到的东西。这能让宝宝体验到侧身玩的乐趣，从而使宝宝更愿意侧身玩。

2. 让宝宝双手跨身体中线够物

一般宝宝 4 个月左右会翻身，在翻身之前，宝宝都会用双手抓物。宝宝开始会双手抓物后，逗引的玩具就不要放在宝宝容易抓到的中间位置了。想让宝宝向左侧转动，就可以先控制住宝宝的左手，宝宝右手开始想抓放于中间的玩具，家长就需要将玩具慢慢地向宝宝的左侧移动。不要急着让宝宝抓到，让他的双手学会跨过身体的中线，这样他的肩膀就会向前伸，那么在翻至俯卧位时，就不会出现胳膊不在身前反而在身后的姿势。

3. 多鼓励宝宝举高腿玩

多鼓励宝宝举高腿玩，甚至可以让他企图用手抓脚。这个比较容易理解。宝宝全身躺在床上的时候，身体与床接触面积最大，所以动起来比较困难。但是当他把腿举高后，身体与床的接触面积就会小很多，接触面积小，身体就会不稳定，所以就自然而然地想往两侧倒。宝宝如果不愿意举腿，可以给他设计一些小游戏，例如让他举腿踢上面一动就能响或者能动的玩具，慢慢地，宝宝就会觉得这个游戏好玩，就愿意把腿举高了。这个举高不是一举就掉下来的举高，是能举起来，稍微玩一下的举高。

用上述 3 种办法训练，宝宝基本上就愿意侧身了。后面就是从侧身至趴着的训练了。

其实如果遇到宝宝能侧身玩但不能翻至俯卧位，我会觉得解决起来非常简单。首先宝宝愿意侧身玩，那就说明他有了一定的主动性，对于上肢，我们只需要做一件事，那就是把放于他身体上方手边上容易拿到的东西慢慢地拿远，放于他眼睛斜上方 45° 的位置，不要太远，也不要太近，在宝宝觉得他稍微用一下力就能够到的地方。宝宝不容易得到，但是他又想拿，他就会用力地向前伸胳膊，这样就能带动他的头部上抬。头向上抬，然后身体纵轴开始启动，上侧位的腿就会发力，开始用力蹬。这个时候，翻身能不能成功，就得看腿蹬的方向对不对了。

翻身是很难的，看看刚学翻身的宝宝，他们 10 次启动翻身模式，能有 1 次翻身成功，那就是很了不起的事情了，他们会经历很多次的失败。理论上，上侧位的腿向前向下蹬就能翻过去，但往往他们会把上侧位的腿向后向上用力蹬,所以他们就会从侧卧姿势变成仰卧位而非俯卧位。

所以家长要做的，并不是每次去帮助宝宝翻身至俯卧位，而是让他多去体验成功和失败之间的差距。家长能做的就是,不让宝宝总是体验失败感。因为如果每次都失败，不能体验成功，他就不愿意翻身了。家长不用帮宝宝用力,家长要做的仅仅是把手放于上侧位腿的后方，当宝宝的腿向后向上蹬碰到你手的时候，你挡着他的腿，改变他的用力方向，防止他失败。怎么用力能翻身成功,就需要宝宝自己在反复的用力中体悟了。

宝宝从什么都不会开始，到他学会站立行走，任何一项细小的动作，都是他经过反反复复练习体验才获得的，何况是翻身这么大的一个动作。所以，会翻身不是一个结果，一定要将它动用起来，让它变成不用思考，就能自然而然出现的随意的动作。这需要反复地练习。每天大量不停地练习,宝宝才能真正地学会。

★ 育儿心得 ★

如何让小宝宝学会“看世界”

门诊室，爸爸抱着一个小宝宝走进来，妈妈在后面跟着。还没等我开口，妈妈先说了：“医生，我们去社区做42天体检时，医生说我们孩子眼睛不会看，让我们过来看看。”

爸爸抱着孩子坐在我面前的凳子上，我看了一眼包被里的孩子，孩子正睡着。我问：“你们觉得宝宝平时会看吗？”

妈妈说：“有时候觉得他会看，有时候又觉得他不会看，我们也搞不清楚他到底会不会看，你帮我们检查一下吧。”

我让他们先把孩子抱到诊室外，等他睡醒，且完全清醒后再进来。

40多分钟后，两个人又抱着孩子进来，说：“医生，我们宝宝醒了，你看看可不可以检查了？”

我看宝宝的眼珠子正滴溜溜地转着呢，就让他们把宝宝抱到诊察床上。

当我的脸在他眼前左右晃动的时候，他的眼珠会跟着我的脸左右转，爸爸妈妈在旁边惊讶地说："我们在家，他从来不会跟着我们这样看，天哪，他会看！"

当我把红颜色的玩具放在他眼前晃动时，他的眼睛就看得稍微迟钝一些，不像看人脸那么灵活。

"在家有给他看过玩具吗？"

"看过，很多玩具，但他都不喜欢，根本就不理我们。上次去检查，医生逗引他，他也不跟着看，不过那是他刚睡醒的时候检查的。"

眼睛是心灵的窗户

大一点的孩子，我们可以通过观察他的语言和动作来判断他是不是发育正常。但是对于一个刚出生的小宝宝，我们就要看他的眼睛是否能跟着你想让他看的东西移动。

在我们检查发现满月的宝宝追视[1]引不出时，往往会问妈妈孩子在家会不会看，有些家长会马上说："我家孩子可会看了，他躺在床上，我在床边走来走去，他的眼睛就跟着我动来动去。"

其实，这不叫会看，因为宝宝生下来的时候，都是"近视眼"，

[1] 婴儿眼和头追踪注视物体，视线随着移动的物体移动。追视能力检测常用于初步判断宝宝视力发育是否存在问题。

他只能看到距离他眼睛 15 到 20 厘米远的东西。这距离范围内的东西在他眼前的时候，才能在他眼睛里成为图像。

那为什么妈妈会说，孩子的眼睛会跟着床边移动的妈妈移动呢？实际上，移动的妈妈对他来说只是一个模糊的影子，他根本就不知道那是什么，只是无意地追随罢了。

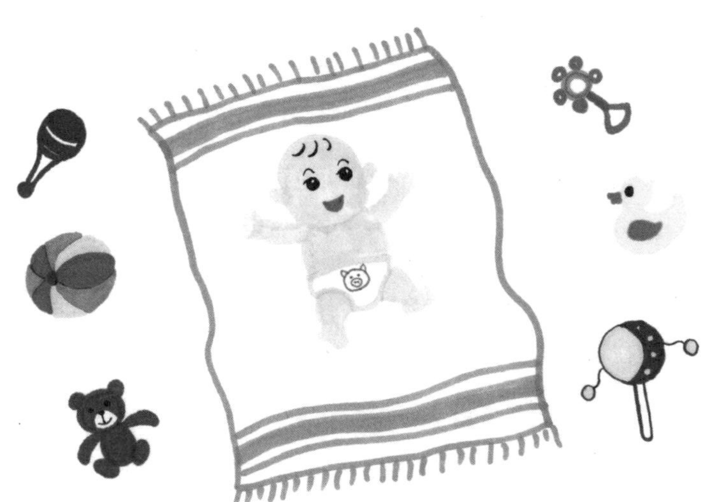

怎样让宝宝学会“看世界”

要去逗引孩子跟着你想让他看的东西看，那必须有个最基本的前提条件：孩子的眼睛必须睁着，然后孩子必须是清醒、不哭闹的。

一个孩子刚睡醒，还在懵懂状态，你在他眼前晃，他才不要看呢。一个孩子在哭闹边缘，你还要让他跟着你看，他更不要看了。

其次，孩子的视线必须要落在你想让他看的东西上面。

孩子一般是平躺着的，平躺时他的视野就是他的正上方，并且范围特别广，他眼睛就很难集中到某一点上。所以，我们可以强迫他，让他的视线刚好落在你想让他看的东西上面。如何做到这一点呢？我们只需要把平躺的孩子的头稍稍抬高一点点，抬高15°左右，这个时候，你再把玩具或者你的脸放在他眼前，他就能很好地集中视线了。

再者，孩子是天生的“近视眼”，也就是他的视线距离只能在15到20厘米，这个距离很关键。有家长又问，孩子是“近视眼”，那是不是越近越好呢？如只离他眼睛5厘米或者10厘米左右的距离，让他看。这个时候，孩子只会有两个反应，要不就不看你，要不就用“对眼”来看。所以，也不能过近。

最后，月子里的宝宝，反应都比较慢，千万不要以很快的速度去逗引他，这样不仅他不会跟，还会徒增你的挫败感。我们要按着他的反应速度走，开始在中间让他看到你的脸，你可以发出声音，让他看见你，如果看见了，就不要一直在这个地方和他“啊啊啊”地说话了，他这样一直盯着你看，叫注视，不叫追视。宝宝看到你后，你就开始缓慢地向他的左边（你的右边）移动，让他的眼珠跟着往左边移动。他看到一段距离后不再看了，就说明，左边这个距离是他今天能达到的范围了，再向左，他也不会看了。那你再回到中间，让他看见你，然后以同样的方式向他的右边移动。每天增加一点点距离。

宝宝喜欢看什么

首先，人脸，抚养人的脸，一定要是笑脸，不能是痛苦或者不高兴的脸。

其次，红颜色会响的玩具。为什么一定是会响的玩具呢？因为会响的玩具可以轻轻发出声音，吸引到他的注意力，让他的视线落在玩具上。他看见了，就可以平缓地左右移动玩具了。切忌一边晃动玩具一边移动。如果一个东西一直在你面前边晃边移动，估计你也不会喜欢这种感觉。

很多书上说，宝宝还喜欢看黑白卡，但是工作经验让我觉得，黑白卡没有会响的红颜色玩具效果好，因为黑白卡不能发出声音，如果他的视线比较飘忽的话，你没法让他把视线集中在黑白卡上。当然，如果视线一下就集中在黑白卡上了，那宝宝还是很喜欢看的。

会看，是每个宝宝都要拥有的本领，如何有效地让宝宝更好地看，我们可以用上面提到的一些小技巧、小方法。

让我们的宝贝更好地感受这个丰富多彩的世界吧！

★ 育儿心得 ★

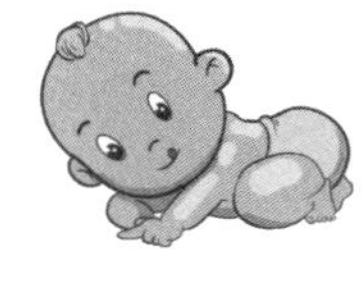

第二章

心太急，孩子反而养不好

宝宝爬不爬，区别很大吗？

（上篇）

门诊中，妈妈抱着 11 个月大的孩子进来，一坐下便说：“医生，我家宝宝 11 个月了，还不会走，我看别人家的孩子都会走了……”

我看了看在妈妈怀里的孩子问道：“宝宝会站了吗？”

“那是会的，来，我们下来站站看。”妈妈说着就把孩子放在凳子边上。

孩子双手扶着凳子，撅着小屁股站着，带着笑看着我。

我稍微拖动了一下凳子，孩子整个身体都跟着凳子一起移动了一下。也就是说，他是整个身体靠在凳子上的。

我问：“宝宝不扶凳子能站吗？”

“那好像不行吧，没试过，要不站站看。”妈妈把孩子抱到边上，让孩子站立，试图松手，完全不行。

“好吧，宝宝爬得好吗？”

“爬？我们家孩子从来不爬！”

“不爬？”我很惊讶，“为什么不爬啊？”

“家里整天抱着他。不也有好多孩子不会爬就会走了的，为什么我们就一定要爬呢？”妈妈不解地反问道。

“我们来看看，孩子 11 个月了，能扶站，但站着的时候，腰部不能直立，小屁股还撅着。你看他虽然会站，但根本不是靠双腿用力，而是靠他的上肢在维持，所以我动一下凳子，他就要跟着往前扑。从这点看，孩子还不会独站。说明孩子没劲，哪里没劲，一般会认为，孩子是腿没劲才不会站、不会走，但对于你的孩子来说，你的孩子从腰部开始就力量不足。”

我说完这一大段话，妈妈有些急了，慌忙问道：“那医生啊，我们该怎么办呢？”

“只能从头开始呀，多去爬。盖高楼要打地基，地基打好了，多高的楼都不成问题，但是地基没打好，楼就盖不好，还容易倒塌。同理，孩子能走会跑，就是他发育过程中表现在外的高楼，他的地基就是我们往往都忽略掉的爬行。我们人类从会站会走后，就不会再让自己爬行了，所以爬行就是看不见的地基。会不会走，走得好不好，这就要看你的地基打得有多深了。”我又说了一大段话。

妈妈低着头，看着孩子回答道：“好吧，我们回去多爬爬吧。那我们是不是很晚才能会走啊？”

“可能会晚一些，但如果等到以后才发现孩子走路不好看，再想去纠正，那困难就大多了。”

妈妈听完，脸上浮现出懊悔的神色。

一个宝宝刚生下来时，全身都软绵绵的，整个人如同一个软体动物。按正常发展，一般12个月左右，孩子开始站立、走路。孩子学会走路之后，就意味着他从头至脚都有了力量。

12个月时间里，宝宝从软体动物发展成直立动物，这期间，除了受基因控制外，更重要的是家长要给孩子学习、体验和锻炼的机会。一说到要多给孩子运动运动，很多人甚是不解：我小时候没人给运动，我不也长得好好的？

其实，“多给孩子运动运动”这句话表述不对，应该是“多让孩子运动运动”，多给他机会，很多事孩子自己能学会的。

探索新事物，是孩子的天性，学习，是孩子的本能，我们要做的就是不要剥夺他学习的机会。

现在，家里的经济条件好了，月嫂保姆都在家，还有一个老人帮着，每个孩子至少有两个大人围着他转。他是家里的小皇帝（小公主），大人恨不得把天上的星星都摘下来给他，哪里会舍得让他哭？整天抱在身上，都舍不得放下。我们是否想过，到底是孩子依恋我们的怀抱，还是我们更依恋孩子在我们的怀抱里？不要以“我家孩子就是放不下”为借口抱着不放，这无异于以爱的名义伤害孩子。

孩子开始会翻身，开始会抓物后，他的活动范围就大了，他就有足够的理由和能力去探索这个新世界。当然，开始时他做不到。他去够离他 10 厘米左右远的东西时，会趴在床上，小手使劲向前伸，但还是够不到，他就会哇哇哭，他甚至还会把昂着的头突然垂下来，整个人贴着地面。家长看到孩子这么辛苦，就认为：对我来说轻而易举的事情，为什么还要这么折腾孩子，让他哭呢？于是，很多家长就把玩具拿过来，放在孩子面前，孩子拿到了，就破涕为笑，全家皆大欢喜。

但是，当他下一次想拿一样东西的时候，他还是会以哇哇大哭来表示，因为他觉得想要的东西靠他哇哇大哭就能得到，这就是为什么孩子总要哭的一大原因。

其实，当孩子想去够他前面 10 厘米左右远的物品时，就是一个极佳的锻炼机会。让孩子意识到：我够不着玩具，但是我可以移动身体啊，我通过动我自己可以得到玩具，我多棒！

宝宝爬不爬，区别很大吗？

（下篇）

上篇我们讲到学好爬对宝宝将来走好的重要性,那我们该怎么训练孩子爬呢?

怎么训练孩子爬

当孩子处于俯卧位，伸出右手去够玩具时，我们仅仅需要把他的左腿屈曲,让脚后跟贴近他的小屁股处,他一用劲伸右手,左腿就跟着用劲，就把屈曲的左腿伸直了。这样，他的身体就前进了一步,就是说,他爬了一步。同理,如果他伸的是左手，我们就帮他屈右腿。

这时候，有的家长就会质疑了："哦，是我把他顶着前进的啊,是我推着他爬的啊。"

其实不是，我们做的，仅仅是帮他摆姿势，剩下的都是靠他自己完成的。如果一个孩子不用力,你这么推他,他也不会前进。同样,当他用力的时候,他也不需要你推他,他自己就能完成。他不知道的仅仅是需要把他对侧的腿先屈曲再伸直,他只会用力把他整个身体都绷直,有的时候像个小飞机,而这样是不能前进一步的。

为什么是对侧肢体

我们人的身体分左右侧,同样大脑也分左右侧,我们左侧大脑控制右侧身体,右侧大脑控制左侧身体,所有会爬的孩子,都是左手右腿,右手左腿。在我们翻身或坐时,左右大脑都是各自管各自,唯有爬行,开始时需要左右脑配合。

所以,到了这个时候,左右脑开始整合,它们的联系也就越来越多。通过练习爬,孩子左右脑开始协调,平衡能力以及整个身体的协调性也越来越好。

很多孩子刚会走路时,一走就摔,大家都以为是他的腿没劲,但是我们仔细观察,却会发现是因为平衡差不能稳定。如果说腿没劲还有补救措施的话,那么平衡能力可真的是除了练习爬以外没有办法补救的。

现在越来越多的孩子出现多动的现象,上课注意力不集中,问家长孩子小时候的表现时，大多家长会说他们的孩子很晚才学会拍球，跳绳也不能及格。再问小时候有没有爬过，家长要么说，没有，要么说，爬得不多就会走了。

爬与不爬，说严重些，真的是会影响一个人一辈子。

家长都说，孩子刚会走路的时候是最累的时候。刚会走路的孩子，东倒西歪，家长要在后面一步远的距离，弯着腰、张着手臂以便接住随时可能摔倒的他。没摔倒时，你不需要碰他的身体，要让他认为自己很能干。他需要反复体验，反复练习，一天下来，大人的腰酸得都快断了。

这还是好的，还有一些孩子，在刚开始摔了一跤之后，可能会有两三个月都不敢自己走路，他会一直都需要你的一根手指头，或者需要你捏着他的小衣领。家长说，我的孩子太胆小了。真的是胆小吗？更可能是他没学会一些保护自己的方法，没有体验到失败后成功的快乐。

“失败乃成功之母。”哪个孩子不是从失败中体验到成功的？哪个孩子不是在反复几百次甚至上千次的练习用力翻身后，才真正会翻身的？没有一个孩子是你推一下他，他就学会爬的，他需要反复体验失败是什么感觉，成功是什么感觉，然后加以练习。只有这样他才能真的掌握翻身、爬行等动作的技巧。

孩子的站和走,是结果,不是过程,那些一摔就不敢再走或者不敢松手走的孩子的家长,你们有没有让孩子体验足够的摔倒再站起的成功感呢?

摔倒再站起,那不是开玩笑吗?摔坏了怎么办?

怎么才会摔?怎么摔才不疼?摔倒后怎么爬起来?那都是学问,需要孩子靠自己去探索。

孩子在经历一段时间的爬行后,他的大腿有劲了,他就开始试图抓着高一点的地方站起来,这是任何人都阻挡不住的,站起后,他就开始试图松开他的一只手,然后在松手的瞬间,他摔倒了。第一次,他可能会哭,因为不知道发生了什么,家长和他讲清楚发生了什么,他会继续尝试站起来,然后再摔,再站,再摔,直到有一天,他不再是摔倒,而是控制住自己,让自己蹲下来,然后一屁股坐在地上,那时他就知道该如何控制自己了。

有些行为的后果,必须让孩子自己体验到,不体验,他就学不会。很多时候,往往就是家长保护过度,孩子没有体验到行为的后果,所以就天不怕地不怕,不知危险所在。

一定要让孩子尽情体验,这样他才能掌握该有的技能,爬行也一样。爬吧,孩子!

★ 育儿心得 ★

如何站，何时站，孩子定

（上篇）

康复室的门被推开，妈妈走在前面，爸爸抱着孩子走在中间，奶奶在后面跟着。

一进来，我问："宝宝怎么了？"

妈妈抢先开口说："宝宝 5 个月，医生说下肢肌张力[1]高，最近半个月我突然发现给他换尿不湿时，他腿就不给我分开，我一碰，就伸直。"

我看看躺在床上的孩子，两腿翘得高高的，正试图用手去抓脚，但是够不到，还差好大一截。

我开始感叹："这宝宝真胖啊！"

---

[1] 静止松弛状态下肌肉的紧张度，表现为持续、微小、交替的肌肉收缩，是维持身体各种姿势和正常活动的基础。正常肌张力取决于完整的外周和中枢神经系统机制以及肌肉收缩能力、弹性、延展性等因素。肌张力高于正常静息水平的肌肉状态即为肌张力过高，常伴有反射亢进或出现病理反射。肌张力低于正常静息水平的肌肉状态即为肌张力低下，常伴有反射迟钝或消失。

爸爸说:“是的,将近 20 斤(10 千克)了,64 厘米。”

我看小胖子举着双腿和双手,嘴里噗噗地吐口水。我试图用手去把他举着的腿拿下来,但我的手刚碰到两条大胖腿,他就立马把腿伸直,全身用劲,力量全部集中在他伸直的两条腿上。妈妈在一旁大声说:“对,就是这样,我一碰他,他就这样。”

我试着打开他的双腿,但根本就是无用功,强行打开,内收肌角[1]30°,绝对符合肌张力高的范围(但并不表示孩子是真的肌张力高)[2]。孩子哭闹了,我让家长抱起安慰,孩子的两条腿又很轻松地被打开贴在家长的身上。

我问:“就这半个月这样吗?这之前有没有发生什么事情?”

妈妈说:“恩,就这半个月,并且现在越来越严重,根本就不让我碰。这之前没发生什么事情吧,对吧?”爸爸和奶奶也都说没任何事情,和以前一模一样。

我很纳闷:“怎么会这样呢?”

“对啊,你说,为什么会这样呢?以前每次来,医生都说好好的,怎么突然就这样了呢?你说怎么办?”妈妈用挑衅的语气问我。(这位妈妈因为生产时胎盘检验中度绒毛膜炎,每个月会到

---

[1] 神经运动检查中的一项指标。检查方法:小儿仰卧位,检查者握住小儿膝部使下肢伸直,将小儿下肢缓缓拉向两侧,尽可能达到最大角度,观察两大腿之间的角度。肌张力增高时角度减小,降低时角度增大。

[2] 内收肌角正常范围:1~3 个月,40°~80°;4~6 个月,70°~110°;7~9 个月,100°~140°;10~12 个月,130°~150°。

我们科来进行随诊，这是我第一次碰到她）

妈妈的语气已经开始难听了，爸爸也用怀疑的眼神望向我。如果我不能给出令他们满意且信服的答复，可能气就要撒我身上了。

我不再说话，仔细观察他们安慰孩子的方式。突然，我眼前一亮，因为我发现了一个让我兴奋的行为，那就是孩子一直哭闹，奶奶就一只手抱着孩子腰，一只手放在孩子脚下，自己身体抖动摇晃，同时孩子也跟着在奶奶手上一颠一颠。

我终于松了一口气，我找到原因了。我问家长：“最近你们是不是经常让孩子这样站着？”

“没有啊，我们从来没有让孩子站过。”妈妈边哄着哭闹不安的孩子，边急切地回答我的问话。我知道她没理解我的话。

我说：“就像这样，在奶奶手上站着跳。”

“对，最近是的，老是喜欢这样跳。看别人家都这么跳，我们也就这样，怎么，这样不好吗？”妈妈问道。

我说：“好了，问题找到了，就是这样站着跳的问题。你们回去以后千万不要再让他站或跳，竖着抱的时候，大人的手都不要放他脚下面。”

妈妈纳闷地问：“为什么啊？别人 5 个月的时候不都这样站站、跳跳吗？怎么到我们这里就这么严重了？那现在被动操[1]还

---

[1] 帮助婴儿有规律地活动四肢。

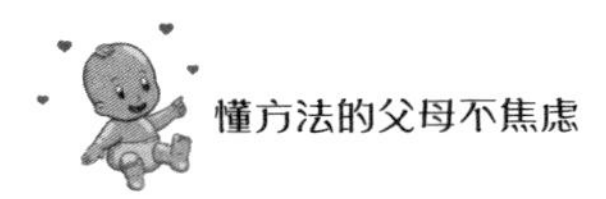

要做吗?”

我回答道:“不要总说别人家的孩子怎么怎么样,每个孩子都不一样。首先,很少有孩子像你们家这么胖,也很少有孩子5个月了还不会翻身。上半身的力量没有,就想用下半身,那就是违背发育规律,就会对他造成伤害。现在开始,回家不要过多地碰他的腿,被动操也不要再做了。目前最主要的是诱导他发展主动运动,对于他,主动运动就是翻身。这样半个月后再过来看看吧。”

“这样就好了?”爸爸妈妈将信将疑地问我。

我说:“是的!”

得到我的肯定后,他们也不再说话,抱着孩子出门了。

十天后,妈妈又找到我,手里拿的是头颅磁共振的片子,说让我看看。

妈妈说抱着孩子去杭州医院看了,又去找了几个专家,都让做磁共振,做好了,结果是好的。到找医生看时,有的医生说好,有的医生说脑发育不良,她很是焦虑。

看片子我不是很内行,但大致看了下,没有问题。

我跟她说:“结构为功能服务,我们要是去探索我们的身体结构,很多人都不是标准的,但若功能不受影响,我们也不用去处理。”

半个月后,爸爸妈妈抱着孩子进来,我首先看向妈妈,这次妈妈脸上有了一丝丝笑容。

我问："怎么样？"

妈妈说："医生，你看看，我们觉得现在换尿不湿好点了，他现在也会翻身了。"

我检查了下，手放孩子腿上，不像第一次那么用力绷紧了，但是仍然打不开，内收肌角45°不到。

妈妈问："怎么处理呢，医生？"

我说："仍不要处理，多让他趴着，多翻身，多锻炼腰腹肌的力量，为坐做准备，半个月后再来看。"

爸爸妈妈点头，抱着孩子走了。

半个月后过来，妈妈脸上的笑容更多了，进来就说："医生啊，我们孩子的腿能打开了，动他，他也不用力伸直了，稍微有点能坐了。"

我检查，两腿能很轻松地打开到90°，有点会坐了。我又让他们回去给训练训练爬，一个月后再来。

因为他们尝过把孩子强行按在床上做下肢运动时，孩子哭到屏气发作[1]的那种痛苦，有个不让孩子吃苦就能好好发育的方

[1] 指儿童因发脾气或需求未得到满足而剧烈哭闹时突然出现的呼吸暂停现象。

法，他们何乐而不为呢？

他们抱着孩子四处求医，每个医生的说法都不一样，他们需要去甄别、去判断，这加重了他们对医生的怀疑，他们需要有个人来告诉他们，他们的孩子究竟怎么了，为什么会出现这样的情况。我永远都会记得妈妈第一次用挑衅的语气问我“你说怎么办?”，到现在她还没进门就开始笑眯眯，这是我工作最大的幸福。

如何站，何时站，孩子定
（下篇）

上篇讲到的那一家，爸爸妈妈都是受过高等教育的人，都是爱学习之人，宝宝伴随着巨大的期待出生时，产科医生告诉妈妈："你的胎盘绒毛膜有炎症，这样可能会影响到孩子的神经系统发育，所以你们要定期去复诊。"

神经系统发育问题那可是大事，随便搜一下就知道，神经系统问题就是脑发育问题。提到脑发育问题，人们首先想到的就是脑性瘫痪，俗称"脑瘫"，再查一下脑瘫的定义就是"肌张力异常，伴随运动发育落后及姿势异常"，这可急坏了这对父母。

肌张力异常中最常见的就是肌张力高，即两腿分不开。腿分不开，就会直接影响孩子翻身，影响孩子爬，最后影响孩子站。

但是，肌张力判定的前提条件是孩子在清醒舒适状态下。孩子一哭闹，肌张力肯定高，他用力绷着身体，能不用劲吗？

看这个孩子，在放松自己玩时，双腿屈曲上举将近 90°，那肌张力一般是不会高的，真正肌张力高的孩子，是很难看见他举腿玩的。再者，他被抱起来时，两腿也是很容易分开的，真的肌张力高，分开是需要家长稍用点力的。

那既然不是肌张力高，为什么别人的孩子能站跳，这个孩子就不能站跳？

首先这个孩子胖，胖的孩子上身重，为了让双腿立直，他需要用力绷直他的腿，跳得越多，绷直次数便越多，久而久之，双腿就开始一有压力就要用劲。

另外，这位妈妈一直在给孩子做被动操。被动操，说白了就是被动的意思，是孩子还不会自主活动的时候，我们帮助他活动。而一般 3 个月后，孩子活动多了，他就需要主动运动，而非再强行压着去做被动活动了（真的肌张力增高的孩子除外）。否则一压着，孩子要反抗，一用劲，就会习惯性地双腿绷直，腿便更不能碰了。一碰就用力，外界看来就是肌张力严重增高的表现。

于是家长便开始焦虑，毕竟一个脑瘫孩子是所有家长都不能接受的，再然后，抱着孩子东奔西跑找医生诊断就顺理成章了。

孩子何时站，怎么站才对呢？

人是直立动物，这是进化来的，这个毋庸置疑。从胚胎时期开始就决定了人终将是会站起来的。

但是这个站，是水到渠成的，不是训练出来的，不是你把孩子往那一放,他就能站得住的。

经常有人抱着 5~6 个月的孩子来看医生,说:“医生,为什么我家孩子站不住,站立腿不直,别人家孩子都能蹦能跳了。”

我一般会说:“幸亏你家孩子不能站,要是能站,照这样下去,以后走路九成不好看。”孩子在骨骼和力量发育到能够支撑身体之前不会站,是对他的一种保护。

现在经常有家长带着骄傲的表情说:“我家孩子 10 个月不到就会走路了!”

但是,我们去观察一下走路早的孩子,是不是一定就很好呢?他走路容易摔跤吗?走路腿有劲吗?

我们从 12 个月左右开始站立走路,一直到我们死亡的那一天,这么漫长的岁月里我们都在走,提前那么 2 个月走就真的那么重要吗?

站立需要骨骼和肌肉的力量支撑,还需要平衡功能来保证站立不倒,这需要前面的发展,也就是爬,爬的量和时间达到了,孩子自然就能站立起来了。

这时候,如果你不让他站,他也不需要你的帮助,因为他可以随时抓住身边任何一样东西站起来,然后扶着这个东西走两步,等哪天他“得意忘形”的时候,说不准就能松手走了。站立走路就是如此简单,是婴儿时期唯一一个不需要刻意训练就能做到的动作,训练却往往适得其反。学步车在流行了几十年后,现在我们越来越少看见它的身影了，在全世界都摈弃学步车，开始注重训练孩子爬行的时候，我们没有理由不让孩子跟上爬行的队伍。

如何站，何时站，孩子定！

★ 育儿心得 ★

孩子开口晚，家长需要做什么？（上篇）

门诊中，一位妈妈笑眯眯地走进诊室，说："医生，我们又来了。"我抬头一看，是每个月都来的老相识，后面的奶奶抱着孩子跟进来。进来坐下后，妈妈就开始说了："医生，我们10个月还差3天，现在能手膝爬[1]，能扶着东西站起来，能扶着沙发走两步，但是，有时候还是会踮脚尖。现在我担心的是他还不会拍手，不会挥手说再见。"

孩子一个半月前我刚看过，我还依稀记得他那时候才会腹爬[2]，手指出现捏物动作。我在心里感叹，现在家长知识真丰富，到了什么阶段孩子该会做什么，心里跟明镜似的，但是如何能让他达到这些，他们就不太清楚了。

我递给孩子一个小丸，孩子就仔细看，然后用手指捏，双手互

[1] 同四点爬。
[2] 腹部贴地爬。

换着把玩。妈妈在旁边说了："我们叫他拍手，拿着他的胳膊，让他拍，拍一下，他就反抗，不让我们抓他胳膊，你看 ……"边说边演示。孩子的劲儿确实很大，一下子就从妈妈的手里挣脱了。

看到这，我明白了，有意识用拍手表示欢迎，用挥手表示再见，这些都是肢体语言。大家都知道，会说话是表达，但是往往会忽略其实肢体语言也是一种表达。说话是表达性语言，肢体动作是肢体语言，同属语言范畴。语言靠什么来习得，最简单的答案是"教"，但是如何"教"呢？许多家长想让孩子说"苹果"，就会指着苹果说："这是苹果，宝宝，这是苹果，宝宝，这是什么啊？"家长希望听到孩子马上回应"苹果"，而事实往往却是，孩子马上扭头就走，或者只是走过去抱起苹果咬一口，这时家长就开始说了 —— "我孩子怎么还不开口说话啊？"

语言，不论是肢体语言，还是表达性语言，都需要靠模仿。孩子就是一面镜子，家长做什么，孩子就学什么，家长做得多，孩子才能学得快。从 2 个月宝宝开始能被逗笑，到 3 个月宝宝能被逗笑出声，这都要靠模仿。假如宝宝每天睁眼就看见妈妈对着他笑，他就会开始模仿，嘴巴动动，眼睛动动，表情就不一样了，慢慢地他就可以用这种表情来表达他的愉悦和舒服了。哭是生来即具备的能力，笑却是需要学习的。

接着，家长可以开始在宝宝做得好的时候拍手以示鼓励，表示他干得好，孩子会慢慢地抬起他的胳膊，然后按着你的模样去把他的小手合在一起。可能第一下就能发出声音，也有可能第一下发不出声音，这需要你在他关注你的时候调整自己的用力程度，来向他展示拍手能发出声音和拍手发不出声音的用力程度是不一样的，他才能慢慢掌握。

10 个月正是宝宝发展自我的第一个阶段，这阶段的孩子开始不喜欢你按着他的身体做任何事情，换尿不湿的时候，他马上翻身爬走。你的手接触到他的身体，都让他有所警觉，然后想逃走。你不能强迫他干任何事情，唯有遵从他的兴趣点，从他的兴趣点上多去引导。

孩子开口晚，家长需要做什么?
（下篇）

开口说话，就是语言发展的终极阶段了，很多家长会因为孩子 2 岁了不会说话到医院求助（当然，这里只讨论正常、单纯的语言发育迟缓，不包含自闭症、智力低下等病理因素造成的语言发育落后）。孩子 2 岁不会讲话，家里一般会形成两种观点，一种认为 2 岁不会说话就是不对的，一种认为 2 岁不会说话正常，谁谁谁也都是三四岁才开口讲话的。每个人所能承受的心理最低限度不一样，不能说谁对谁错。

到了 2 岁，孩子进入了第一个违拗期[1]，想要什么，就像强迫症一样，必须要得到。得到最简单最轻松的方式，当然就是开口说话。不会说话的孩子，他们会用手指、眼神来期望家长能够理解他的意图，然而家长不是神，很多时候不能准确且迅速地领会

[1] 宝宝对他人要求或指令表现出抵制或反抗的一段时期。

他的小眼神里究竟藏着什么样的要求，也不能马上去满足他，孩子就开始“回馈”家长以哭闹，以躺地耍泼，以满地打滚。家长一边急切地安慰哭闹的孩子，一边想把他想要的东西找到，找这个也不是，找那个也不是。几个回合下来，看着鼻涕眼泪糊满脸的孩子，估计多半家长会开始崩溃。

那么，家长要如何把握孩子语言发育的黄金期，做什么来帮助孩子开口说话呢?

语言是模仿，模仿就需要有模板。谁是模板？那当然就是天天和他生活在一起的人啊。举个例子，“狼人”是和狼生活在一起的，他虽为人，但没有人类语言，他只能模仿狼的语言。所以家人如何说，孩子就会如何说。但想让孩子开口，可没有那么简单，不是你一句“孩子，你该开口讲话了”，孩子就会立马看着你叫“妈妈”的。我们仔细观察了一下，孩子开口早的家长一般都会和孩子互动得非常好，不断地和孩子说话，而开口晚的，和孩子互动就差了一些，家长总想着，到了某个时期，孩子自然就开口了。

其实孩子开口是需要接纳足够多的语言和知识才能反馈出来的。就如一个大杯子，我想让里面的水流出来，如果只装半杯水，它永远也流不出，而我每天不停地往里面加水，加到杯子里的水满了，再加一点，水就流出来了。

孩子开口晚，不要总想着孩子怎么了，首先需考虑大人有没

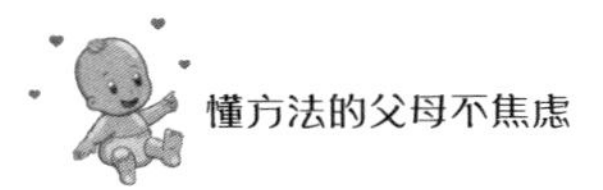

有做到足够好。不要总说，人家的孩子也没怎么教怎么都会了呢？人和人不一样，多去关注我们的孩子，付出总有回报，而这回报要比有时间就看手机大多了。孩子是我们给这个世界最好的礼物，孩子是我们人生最大的成就。

回到上篇的病例，这个家长在孩子 8 个月之前，那是相当重视，因为彼此熟悉，所以我就很直白地对妈妈说：“现在一定要多陪伴孩子，语言是继大运动后，最直观反映孩子智力水平的一点。”

妈妈点点头说：“是的，以前的确很重视，现在看到大运动发展这么好，我和他爸爸又开始忙起来了，陪他的时间就少了好多。现在出去看看，有些比他小一点的孩子都会拍手欢迎，挥手再见了，就心急了，看来，真是应该多陪陪孩子。”

孩子开口晚是家长遇到的最常见的问题，原因有很多，如果我们家长做得不够好，就先从改变自己开始吧。

任何事情的发生均有原因，千万不要等到事情发生了再去解决，这样往往就晚了。我们要做的就是预料到这些原因将导致的结果，将这些原因及时避免，让孩子更好更快乐地成长。

这里还想再提一点，为什么全世界都认为孩子应该在 24 个月的时候开口说话呢？三四岁开口说话的孩子，那后期也是好好的啊，怎么就不行了呢？

★ 育儿心得 ★

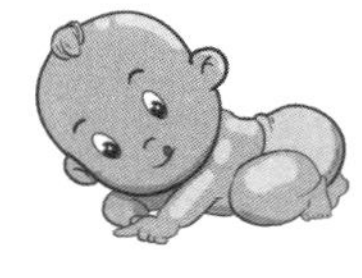

第三章

母乳喂养，再难也不要放弃

痛并快乐的母乳喂养之路

在春暖花开的日子里，小肉肉6个多月了。在短短6个月里，我经历了初为人母的惶恐不安与手足无措，身为一名儿保医生，也同样遇到了许多新手宝妈们遇到的问题，在家人的理解与支持下，终于将母乳喂养坚持至今。

在小肉肉出生前，我就想着纯母乳喂养，真的以为孩子就是带着口粮出生的。但想法是丰满的，现实却是骨感的。从小肉肉出生开始我的母乳一直不多，无法达到供需平衡，宝宝一离开乳头便会因饥饿而啼哭。为坚持母乳喂养，我在月子里不间断地让宝宝吸吮乳头，也和多数宝妈一样每日都补充各种“汤汤水水”，但仍无法达到纯母乳喂养，无奈之下只能添加配方奶粉。

从最初的一日一餐添加到一日三餐，奶粉加得越来越多，母乳越来越少。中间充斥着深深的疲惫，不光是身体的疲惫，更多的还是心理的疲惫。也曾想过放弃，直接奶粉喂养得了，和很多新手妈妈一样安慰自己：别人家的孩子不也是吃奶粉的吗？别人家的孩子不也长得很好吗?

但“容易走的路,往往都是下坡路”,在全世界都极力推崇母乳喂养的时代,我更没有理由放弃。

宝宝 2 个多月的时候,一个晚上,因为不小心,我竟然失手将两个奶瓶同时打碎了。奶瓶打碎了,小肉肉没法用奶瓶吃奶粉,她必须,也只能吃我的母乳了。

在没有时间和机会去买奶瓶的那一天,娃因吃不饱而撕心裂肺地哭了一天,我一边安抚,一边不停地解开衣服让她吃。吃一会儿哭一会儿,一天折腾下来,我和宝宝都累得筋疲力尽。心想明天要是也这样,那就让老公抽出时间去买奶瓶,没想到令人惊喜的事情出现了:当天晚上,宝宝和我居然都睡得很安稳(第一次睡了一个安稳觉),整夜没醒(也许是宝宝和我都太累了)。

第二天,经过了一夜的休息,我的奶量明显增多了,也有奶胀的感觉,而宝宝的哭闹次数也明显减少,每次吃的时间也开始变长,吃了之后也能安稳地睡上三个小时。

第三天,宝宝因饥饿而哭闹的次数更少了,我们的配合度越来越高。

我终于盼到了雨过天晴的一天,我的世界瞬间明亮起来,我也算是追奶成功一族中的一员了!至此,之前囤的所有奶粉彻底被我打入了“冷宫”。

很多新手宝妈在追奶期间,会在宝宝因为母乳不足而撕心裂肺的大哭中妥协，在家人的指责与妥协中放弃，让宝宝无法体验到母乳喂养的好处。这并非妈妈所想，也并非妈妈所愿，但现实往往是宝宝只能混合喂养,直至后来全部人工喂养。

追奶是一条艰辛路，没有体验过的人无法体会其中的“辛酸”。追奶,既需要妈妈有一颗坚定且柔软的心,也需要妈妈有个强健的身体。妈妈要做好一切心理准备，要抱着“我的孩子，我肯定是能喂饱”的心态。很多时候，只要意志坚定，身体也会随着我们的心愿来分泌我们所想的东西，比如母乳。当然，光有意志也是不够的，还需要妈妈饮食与睡眠以及情绪的配合，更需要爸爸的照顾与体贴。母乳喂养，并非一个人的事情，更多的是一家人的事情。

宝宝 3 月龄时，因为她吸奶吸得不彻底不及时，导致我奶管堵住而得了乳腺炎,曾一度发烧至 39 摄氏度,不得不去医院打了点滴，退烧后结合中药治疗。当时乳房硬得像石头一样，并伴有钻心的疼痛,即使这样也没能阻挡我继续母乳喂养的路。乳腺炎是很多母乳妈妈都可能遇到的问题，遇到了，该不该继续给孩子喂奶? 我的经验是,没有用母乳喂养的禁忌药时,仍然可以喂,宝宝吸吮力大,可以做到充分吸吮而让我们奶管通畅,通则不痛。

母乳喂养的道路是艰辛的，会碰到这样那样的困难，但我会和宝宝一起在这条路上走下去。

一晃3个多月的产假结束了，我已重返工作岗位，做起了一名背奶妈妈。工作期间，我尽量做到3小时吸1次，中午坚持回家亲喂1次。世界卫生组织与联合国儿童基金会共同制定的“婴幼儿喂养全球战略”，提倡母乳喂养至2岁或2岁以上。这，就是我的目标。

现在小肉肉已经6个月了，她已不再是那个因为吃不饱而撕心裂肺大哭的娃娃了，她已经有18斤（9千克），68厘米了，在同龄的宝宝中偏重偏长。看着她吃完奶后熟睡的肉嘟嘟的小脸时，我之前所有的痛苦与忐忑都消失得一干二净，剩下的只有满满的幸福感和自豪感！

母乳喂养是一个痛并快乐的过程。只有全家人的坚持与努力，才能让宝宝更健康地成长。

★ 育儿心得 ★

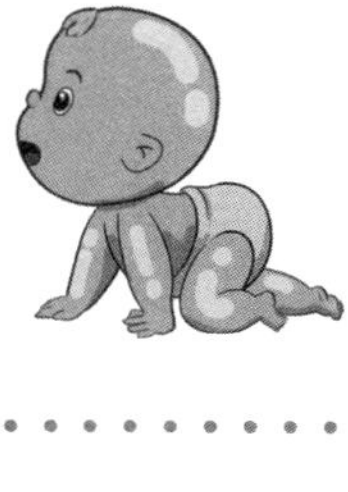

这些母乳喂养的误区，你有没有？
（上篇）

在儿保门诊中经常会碰到拿着写满问题的纸条来就诊的家长，这不，上周四一位年轻妈妈带着疑问和焦虑走了进来。

“医生，我知道母乳喂养好，也想尽量做到母乳喂养，但现在我的奶是不是不够宝宝吃？她老是哭，又不肯吃奶，我该怎么办呢？还有是不是我的奶特淡，人家说是素奶，没有营养，是真的吗？吃哪些食物会增加奶量？怎样来判定宝宝是否吃饱了？……”

她一坐下就抛出了一连串的问题，根本没给我插嘴的余地。

我耐心地等她问完所有问题后，问她：“宝宝多大了？”

“一个半月。”

一看就知道她是一个刚当上妈妈的人。

“宝宝出生体重多少，是否足月产，目前体重是多少？”

“我宝宝是比预产期提前 2 周出生的，出生时重 3.2 千克，目前是4.8千克。”

“哦,那宝宝不是养得很好吗,体重增加也不错啊。”

“可她经常哭,给她喂奶,吃着吃着就睡着了。睡一小时左右醒了,又哭。有时喂奶给她也不吃,有时吃奶要吃一个小时左右。真是累死我了,家人也没办法,所以只好到您这儿求救了!”

“这种现象什么时候开始的?”

“月子里还好,吃睡都有规律,满月以后就不对了,越来越没有规律了,我都怀疑是不是我的奶不够她吃。”

听她这么一说我就知道问题出哪儿了。我首先肯定了她的努力,也表扬她能及时前来咨询。她目前最主要的问题是孩子吃奶睡觉没有规律,也不知道宝宝是否吃饱。

“首先我可以肯定地告诉你,你的奶肯定是够你宝宝吃的,因为宝宝的体重增加得不错,就凭这一点,你可以相信你的母乳是充足的。”

“那怎么样我才知道宝宝够吃了呢?”

“母乳充足者,哺乳前常感到乳房胀满,哺乳时有下奶感,而且可听到孩子的吞咽声。一天哺乳在8到12次,宝宝排尿在6次以上,大便2到4次,且性状呈金黄色糊状,同时2次吃奶时间间隔不少于2小时,就可判断为母乳充足。当然最好的判定方法是看宝宝的体重增加情况,6个月前每个月体重增加一般不少于

600 克。你的宝宝一个半月，体重增加了 1600 克，所以说母乳肯定是足够的。至于目前宝宝吃奶没有规律，可能和最近你们经常用奶来哄她有关系。”

“是的，只要孩子一哭，婆婆就让我喂奶，刚开始她是会吃点，不哭了，但后来喂奶没多久她又哭了！”

“这和你们没有做到真正的按需喂养有关系，怎么样才能做到按需喂养呢？按需喂养其实很简单，就是按宝宝的需要来喂养，宝宝饿了，你给她吃，而不是宝宝哭了给她吃，哭不代表宝宝饿了。”

“哦，我明白了，是因为我们打破了原有的吃奶规律造成的！”

“是的。另外，每个人的母乳营养成分差别不大，并没有荤、素奶之说。至于吃何种食物会帮助催奶，这和人的个体差异有关，妈妈只要做到膳食平衡，奶量就会多，而不是只吃某种食物。”

这些母乳喂养的误区，你有没有？
（下篇）

在一次家长学校课上，一位准妈妈居然说“国外的奶粉添加了很多的营养素，如DHA[1]、铁、钙等，所以营养比母乳更全面，比母乳更好”。这种观点我还是第一次听到，但在座的好些准妈妈们居然表示同意，所以在课上我当场针对这个误区进行了讲解。

母乳是最适合新生儿的食物，是与新生儿发育需求相匹配的，也是自然进化的结果。母乳中的营养成分是完全能满足6个月内宝宝生长发育需求的。虽然配方奶粉中添加了很多营养素，但也都是模拟母乳中的营养成分添加的。母乳中本就含有大脑发育所必需的长链多不饱和脂肪酸——DHA。虽然母乳中所含的铁、锌、钙的含量比配方奶粉中少，但在母乳中，这些矿物质是

[1] 即二十二碳六烯酸，一种含有22个碳原子和6个双键的不饱和脂肪酸。DHA有增强大脑功能作用，俗称“脑黄金”。

以一种生物高度可用性的状态存在，吸收率大大高于配方奶粉，如配方奶粉中铁的吸收率仅为母乳的1/5。母乳中的营养素既满足宝宝生长发育所需，也不会对宝宝的胃肠道、肾脏造成负担。因此母乳喂养的宝宝不容易出现胃肠道紊乱，如便秘或腹泻等症状。

可以这样说，目前还没有哪家奶粉公司敢保证说其奶粉和母乳是完全一样的，他们只能说自己的奶粉最接近母乳，而不是等同或超过母乳。所以大家不要被商家的宣传所迷惑！

在课上也有准妈妈提出了何时断奶，如何断奶的问题。她听老一辈说可以在乳头上涂辣椒粉或强行断奶，这些断奶方式可取吗？

说到断奶，这应该是一个自然过程。孩子长大了，随着辅食的添加，能吃的食物也越来越丰富，他自然会逐渐减少对母乳的兴趣，当他不再那么需要的时候，也就自然断奶了。若采取上述方式断奶，会在孩子幼小的心灵上留下阴影，给孩子带来情感上的伤害！

恰当的断奶方式是当孩子有了良好的进食能力后，逐渐减少母乳次数，先是白天不喂，然后是晚上，让孩子有个适应的过程。一般来说，到了8月龄以后就基本上不用喂夜奶了。那些到12月龄还需要每天晚上喂奶一两次的宝宝，都是从小养成了不良的习惯，即用母乳作为孩子的睡前安慰物，孩子一哭或一醒来就喂母乳，而不是孩子真的饿了要吃。这样的孩子断奶时往往会比较困难。

为了让孩子顺利断奶，妈妈应该从小培养孩子良好的饮食、睡眠习惯，包括母乳喂养。至于多大年龄适合断奶，目前并没有统一的标准，因人而异。每个孩子情况不同，一般情况下吃到 2 岁没有问题，因为世界卫生组织也是提倡母乳喂养到 2 岁或 2 岁以上。

★ 育儿心得 ★

1 岁内的宝宝能喝果汁吗?

经常有家长来反映,宝宝一出生就不爱喝白开水。有些家长居然认为是自家的宝宝很聪明,知道白开水没味道,不愿喝,而爱喝糖水。殊不知,喜甜拒苦是人的本能,并不是聪明的宝宝才会有。那么,能否用糖水及其他果汁来代替白开水呢?多大的孩子才能喝果汁?

一般来说,不建议给 1 岁以内的宝宝喝果汁,尤其是 6 个月以内的宝宝,因为 6 个月以内的宝宝主要以母乳喂养为主,过早给宝宝喝果汁可能会引起宝宝腹泻或便秘。同时,如果宝宝从小就喝果汁而不是喝白开水,他们很可能会早早地迷上甜味,长大后也只喜欢甜饮料,埋下挑食和肥胖的隐患。

宝宝 6 个月以后,就需要添加辅食了。有些妈妈为了给孩子补充维生素,就喜欢给宝宝喝各种各样的果汁,一是孩子喜欢喝,二是果汁喝起来方便,而且多数宝妈认为自家做的鲜榨果汁,浓缩了水果的精华,既可以补充各种维生素,又可以让宝宝从

小养成爱吃水果的好习惯。其实,鲜榨果汁是不能代替新鲜水果的,若长期用喝果汁来代替吃水果,至少有以下几点危害:

一是营养素的流失。水果中有很多营养素，部分易溶于水，部分不溶于水。一旦做成了果汁,易溶于水的营养素能跑到果汁里,但大部分膳食纤维以及部分矿物质(比如钙、铁)是不溶于水的,它们就都留在了果渣中,营养素就流失了。

二是剥夺了孩子锻炼口腔咀嚼吞咽功能的机会。水果中的膳食纤维需要咀嚼后才能吞咽下去，水果作为辅食添加，从果泥到小碎片至整个水果，都是为了让孩子锻炼口腔咀嚼吞咽的能力。

前几天在门诊中就碰到了一个 18 月龄的宝宝，她的所有食物都需要做成泥糊状，放到奶瓶中喂她才能吃下去，否则就会出现难以下咽,甚至进食后频繁呕吐的情况。这种情况就是宝宝长期吃泥糊状食物而被剥夺了咀嚼的机会造成的。

三是果汁含糖量高,容易让孩子迷恋甜味。果汁不一定浓缩水果中的所有营养,但却浓缩了绝大部分的糖和热量。大部分果汁的含糖量都在 10% 以上，比如最常见的苹果汁、橙汁，含糖量不比可乐少。另外,做 1 杯鲜榨橙汁差不多需要 3 到 4 个橙子,1 岁内的宝宝 1 次吃 1 个橙子就差不多会有半饱感,而喝 1 杯橙汁的饱腹感几乎不明显，这样就会导致能量摄入过多。长此以往，不仅容易让宝宝养成爱吃甜食的习惯,而且容易导致宝宝长胖。

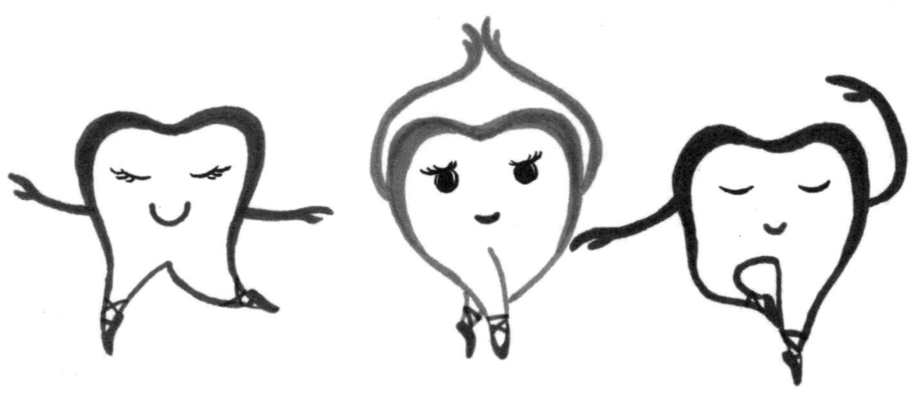

如何正确地给宝宝喝果汁呢?

1 岁以后，可以偶尔给宝宝喝些果汁，但也不建议喝没有稀释的鲜榨果汁，最好能稀释 1 到 2 倍后再给宝宝喝。市场上的一些果汁饮料就更不提倡了，因为这些饮料中的果汁含量只有 10%~20%,剩下的几乎都是水和添加糖,而且有些还添加了色素。

要想培养宝宝从小爱喝白开水的好习惯,那就尽量少给宝宝喝果汁及甜饮料,尤其是 1 岁以内的宝宝。

★ 育儿心得 ★

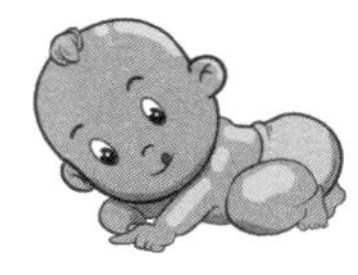

第四章

身高问题，绝对不可掉以轻心

父母个子高，孩子就一定高吗？

现在的父母和孩子对身高的关注越来越多，周日一上午，来专家门诊咨询最多的就是身高问题。每当妈妈们带着十四五岁的少男少女，因近来身高增加不理想前来咨询时，我心里就有种说不出的惋惜。

“为何等到现在才来看呢？”我一般会问。

“因为我和他爸身高都不矮啊，想想他也不会矮，没想到近一年他的身高长得很慢，在学校的座位也越坐越靠前了，这下我们才着急来看医生。”

这是典型的因为父母都高，所以想当然认为孩子也不会矮的观念造成的。

当我们看到报告显示男孩的骨龄已经接近 15 岁，最终身高不会太高时，不但父母后悔和内疚，孩子也直接当着我的面哭了，并责怪他妈妈：“你们为什么不早些带我看医生？我要打长高的针，我要长高，我就是要长高 ……”孩子失去了理智。可作为医生，我除了表示惋惜外，别无办法！

还有一种情况是，因为父母双方的身高都很矮，所以从小就给孩子补这个补那个，由于补的方法不得当，最终引起孩子骨龄超前，提前进入青春期。虽然当时比同龄人高一头，但孩子的最终身高却比预期的身高要矮很多。

如何正确地关注孩子的身高

正常孩子的身高增加是有规律的：2 岁前是身高增加最快的一个时期，生后第一年身高平均增加 25 厘米，第二年也有 10 到 12 厘米，以后每年的身高呈现匀速增长的趋势，即 2 岁到青春期前，孩子的身高每年增加不低于 5 到 6 厘米；到了青春期，孩子的身高又出现一个快速增加的阶段，也就是民间说的“拔个儿”阶段。

观察孩子身高的增加是否正常，除了上述的数字可以参考以外，最好的办法是观察孩子的身高曲线图，也就是每个人的生长曲线图。

若孩子的身高生长曲线始终和正常的曲线[1]一起平行向上走的话，他的身高增长应该是正常的，而且也可以大概看出最终

[1] 参见本书附录“中国 0~7 岁儿童身高生长曲线（图 1、图 2）”。

的身高。

若孩子的身高生长曲线远离正常的曲线[1]向下发展时，说明孩子的身高生长肯定出现了问题，就需要及时到医院寻找原因，而不是一味等待！因为有些疾病，如甲状腺功能减退症[2]、生长激素缺乏症等，会影响孩子的身高生长，他（她）的身高曲线图早期就会出现异常！

孩子吃什么会长高

很多家长都会问，孩子吃什么会长高？其实没有哪种食物会特别有助长高，最重要的是要做到平衡膳食——不偏食不挑食，荤素搭配合理。我们不提倡过早给孩子进补所谓能助长高的各类营养品，包括来自国外价格昂贵的补品。

孩子的最终身高一部分取决于父母，另外一部分与后天的疾病、营养、环境等因素有关。因此我们可以做到以下这些，如平衡膳食、生活有规律、早睡早起、多运动、少生病等等。抓住后天生长期也能让孩子长成高个儿！

[1] 参见本书附录“中国0~7岁儿童身高生长曲线（图1、图2）”。
[2] 由于各种原因引起的血清甲状腺激素缺乏或对激素作用发生抵抗所致机体代谢及各系统功能减退为主要表现的临床综合征。

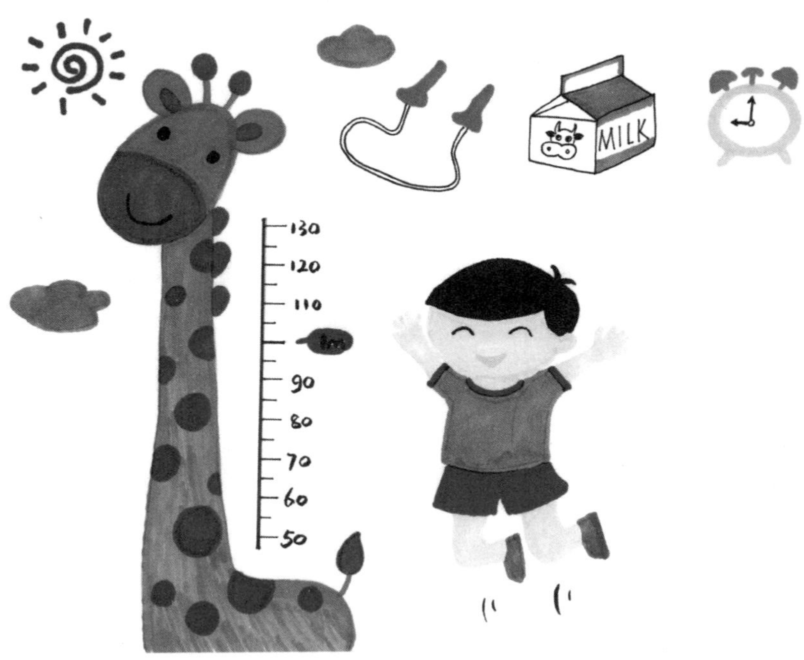
130
120
110
90
80
70
60
50
MILK

★ 育儿心得 ★

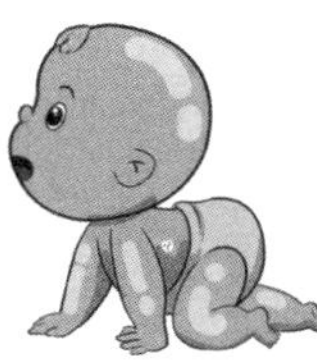

骨龄的秘密

我碰到过不少家长带孩子到儿保门诊中测骨龄，每当问他们为何要测骨龄时，一般就是回答说大家都在做，所以觉得也有必要来做。至于为了什么目的，他们可能并不知道。许多家长还把骨龄检查和骨密度检查混为一谈。

什么是骨龄

骨龄就是骨骼年龄的简称，它是以小儿骨骼实际发育程度与标准发育程度进行比较而得到的一个骨骼发育年龄。人的生长发育可用两个“年龄”来表示，即生活年龄（又称日历实足年龄）和生物年龄（也叫骨龄）。

骨龄是通过拍孩子左手腕骨片来判断的。因为通过骨龄与实际年龄的差别可以间接了解孩子的生长潜力，所以骨龄与孩子的身高密切相关。

骨密度检查是为了解骨中矿物质含量（主要是钙含量）的多少，即骨的“硬度”。两种检查的目的显然是不一样的。

骨龄检测的结果大致有三种情况：一是骨龄与实足年龄基本相符，大部分孩子都是这样的；二是骨龄大于实足年龄，多见于性早熟的孩子；三是骨龄落后于实足年龄，多见于个子矮小的孩子。

第一种情况是正常现象，所以孩子的身高也是正常的多见。

第二种情况就不一样了，虽然这些孩子的身高表现出比同龄孩子的平均水平要高，但因为骨龄超出实足年龄，且骨龄增长的速度大于身高增长的速度，骨骺将提前闭合，生长潜力丢失，成年终身高反而不高。

出现第三种情况有很多原因，常见的一种是民间所谓“晚发育，晚长个”的孩子。这类孩子的身高在青春期前往往低于同龄儿（但一般不会低于 P_3[1]，即未达到矮小标准），而且孩子的青春期性发育也比较晚（多见于男孩子），但这类孩子相对来说有较多的生长潜力和生长空间。因为生长期限长了，青春发育时身高又有快速增长，孩子的终身高不会太矮。但是，家长需要密切观察孩子身高的增长情况，一旦达到或接近矮小标准[2]，就要做相关检查排除其他引起个子矮小的疾病，如生长激素分泌缺乏。

---

[1] 即第 3 百分位。身高（长）小于同龄儿童组身高（长）第 3 百分位以下者判定为矮小。

[2] 参见本书附录“中国 0~7 岁儿童身高的生长标准值（表 1）”。

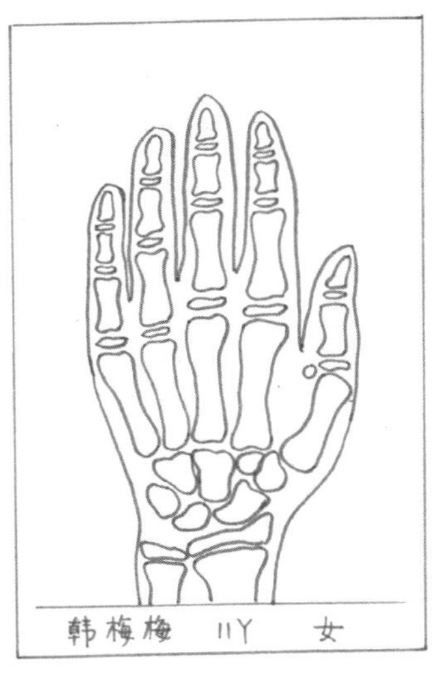

小提示

正常 骨龄－年龄≤1岁

偏早 1岁<骨龄－年龄≤2岁

偏晚 1岁<年龄－骨龄≤2岁

异常提早 骨龄－年龄>2岁

异常落后 年龄－骨龄>2岁

骨龄≠骨密度

多大年龄的孩子需要做骨龄检测

一般来说，一旦孩子的身高生长曲线出现异常，就应该尽早检测骨龄。

有些家长担心拍X光片会对孩子造成伤害，但和需要了解孩子骨龄的重要性相比，这点放射线造成的危害几乎可以忽略不计。

骨龄检测仅拍一次片往往是不够的，因为拍一次片所得的骨龄并不能说明一切问题。骨龄和许多因素有关，如手部X光片的清晰度、评估的方法、评估者的经验等等。更重要的是我们需要结合儿童的每年生长速度、生长曲线趋势、遗传状况、发育状况等进行综合考虑。通过多次拍片检测骨龄，定期追踪观察骨龄的增长与实足年龄增长的关系，才能够有效判断骨龄增长是否正常。

有些家长希望通过拍骨龄来预测孩子将来的身高，其实通过这种方式来预测身高是有局限性的，准确度不高，因为身高受很多因素影响，如遗传、营养、环境、疾病等等。这些不确定的因素导致我们无法准确预测孩子的身高，对年龄小的孩子来说更是如此。所以孩子是否需要做骨龄检测，还是该听从专业医生的建议。

★ 育儿心得 ★

春季如何让小孩长得更高？

春天是万物生长的季节，更是孩子长身体的最佳时节。

世界卫生组织的一项研究证实：孩子的生长发育有着显著的季节性，其中春季长得最快，身高的增长速度是冬季的2~2.5倍。

春天的时候，人体新陈代谢旺盛，血液循环加快，呼吸消化功能加强，内分泌激素尤其是生长激素分泌较多，这些都为正处于生长发育期的儿童创造了长高的“黄金条件”。

如何让孩子在春季长得更高呢？家长们不妨做到以下几点：

1. 平衡膳食

想让孩子长高，首先要保证足够的营养，做到平衡膳食，不偏食不挑食，保证蛋白质、矿物质、微量元素、维生素等生长发育必需营养素的摄入。

对生长发育中的孩子来说，食物中的营养素是最安全也是最容易吸收的，妈妈们一定要重视孩子的饮食，多给孩子吃以下几

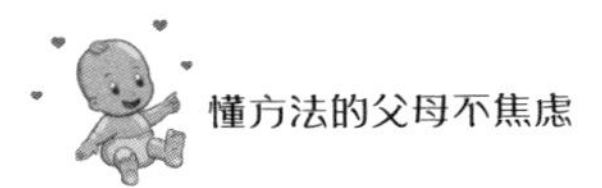

类食物：

①鱼、虾、牛奶、瘦肉、蛋白、豆制品等高蛋白食物；

②虾皮、海带、紫菜、芝麻、奶制品等富含骨骼生长所需的钙等矿物质的食物；

③动物肝脏、牡蛎、蘑菇、蛋黄、坚果、白菜、小麦等富含微量元素（铁、锌等）的食物；

④胡萝卜、菠菜、南瓜、西红柿、草莓、樱桃、猕猴桃等维生素丰富的果蔬。

2. 预防生病

孩子一生病，生长发育就会受影响，往往会引起体重或身高的不增。为了不错过身高的猛长期，家长一定要帮助孩子在春天少生病！

从古至今，我国一直有“春捂”一说。但是，“春捂”并不是指衣服穿得越多越好，而是让孩子慢慢适应天气变化，一件一件地减。衣服减得过快容易受寒，而乱“捂”也会导致生病。一定要根据气候变化，适时地给孩子增减衣物。

人体下半身血液循环比上半身要差，因此在给孩子换装时，应遵循“下厚上薄”的原则，可以先逐步减掉上装，而下装要慢一些减。

要特别注意的一点是，春天是呼吸道传染病的高发季节，家长应尽量少带孩子去一些空气混浊、人口密集的地方，如游乐场、大型超市等，且出入公共场所后要勤洗手，以防孩子生病。

3. 保证充足的睡眠

睡眠是影响孩子生长发育的第一外在因素，生长激素分泌主要集中在夜间深度睡眠后，一夜中会出现两个分泌高峰[1]，因此建议孩子晚上 9 点左右上床睡觉，以免错过第一个分泌高峰期。若孩子睡得过晚，或因晚上过度看电视、玩游戏等导致睡眠质量不佳，也会影响体内生长激素的分泌，从而影响孩子的身高增长。

4. 合理运动

调查研究显示，同龄儿童中，经常参加体育锻炼的比不爱运动的平均身高高出 4 到 8 厘米，有的甚至更多。这是因为运动能刺激生长激素的分泌，同时也能促进孩子骨骼、肌肉、关节和韧带的发育。所以家长可以根据孩子的性格和体质特点，选择合适的运动方式。一般来讲，跑、跳类的运动项目更有利于孩子长高，而肌肉负重类的运动应尽量避免。

每天坚持 30 分钟左右的有氧运动，如跳绳、跳高、引体向上、篮球、排球、游泳等等，有利于孩子的长高。

5. 从小关注孩子的身高

很多家长都认为孩子还小，矮一些没关系，到长个的时候自

[1] 生长激素分泌的两个高峰：晚上 10 点到凌晨 2 点，早上 5 点到 7 点。

然会长，尤其是父母双方都是高个子的家庭。一旦孩子过了青春期，个子还没达到理想身高的时候，这才想起到医院就诊，可这样的孩子往往已经错过治疗的最佳时机。因此，家长应该定期观察和测量孩子的身高。正常小孩 2 岁至 12 岁期间，每年的身高平均增加 6 到 7 厘米，若孩子每年身高增加小于 5 厘米，家长就要及时带孩子到正规的医院进行检查。另外，如果孩子的身高在矮小的线上或以下[1]，家长就应该及时来医院寻找孩子矮小的原因，而不是一味地等待。

孩子的身高除了受先天遗传因素影响外，还受后天营养、运动、睡眠、疾病等因素的影响。因此在孩子身高的猛长期，一定要创造有利条件，为孩子长个加把劲！

---

[1] 参见本书附录“中国 0~7 岁儿童身高的生长标准值（表 1）”。

★ 育儿心得 ★

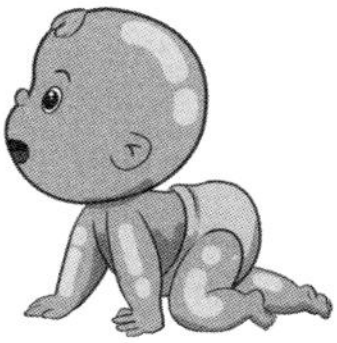

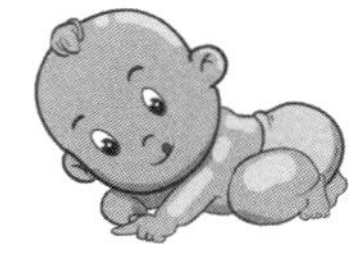

第五章

不良习惯，一定要谨慎对待

说话不清楚，是因为没有好好吃饭？

门诊中，一位妈妈带着一个6岁左右的男孩子走进来说：“医生，你看他都这么大了，可是说话别人都听不懂，说得一点也不清楚，是不是舌头下面的一根筋绊住了啊？”

我看了看孩子，拿出一张画着枪的图片，问他：“这是什么啊？”

“扛（枪）。”

“有个人拿枪打人的话，他是好人还是坏人呀？”

“卡（他）是坏人。”

“来，你把舌头伸出来，舔舔你的上嘴唇，像我这样做。”我边说边示范。他把舌头伸出来，没有呈现出舌系带过短的“M”形[1]，舌

[1] 舌系带：舌黏膜在舌下面返折至口腔底时，在正中线上形成的一条黏膜皱襞，即张口翘起舌头时在舌和口底之间的一薄条状组织，俗称“舌筋”。舌系带过短又称“结舌”或“连舌”，是由于舌腹面应退化的细胞未退化，致出生后舌系带没有退缩到舌根下，导致舌不能伸出口外，舌尖呈“M”形，不能上翘的现象。

头能伸得很长，舌尖圆润，但是去舔上嘴唇，就很困难，舌头显得有些僵硬。

“孩子平时吃饭怎么样？是经常嚼得很好，还是嚼两下就吞下去了？”

“吃饭还行，就是吃得很快，嚼两下或者不嚼就吞下去了，最喜欢吃的就是汤泡饭。”那位妈妈回答道。

“孩子小时候是不是添加辅食的时间比较晚？”

“医生啊，你怎么知道！”妈妈激动地说，“他那时候都快1岁了，还不能吃一点点硬的东西，一点没剁碎的菜叶吃进去就要呕，感觉特别痛苦，喝粥也只喝煮得很烂的粥。人家都6个月左右开始吃（辅食），可他那会儿就是不吃。”

儿保医生说

嘴巴有两个功能，就是吃和说。如果吃得不对，那么说多半会受影响。

小婴儿4~6个月时适宜添加辅食，因为这个阶段是他对除了奶之外的食物出现好奇心的时候。这时候他已经开始会抓物了，看见碗筷就会表现出他很想要抓的欲望，往往是大人在桌上吃，他恨不得把筷子上夹的东西都抓到他嘴里去。

很多时候，家长为了避免孩子把食物抓得到处都脏脏的，会抱着孩子走到别的地方去，让大人能安安静静地吃口饭。殊不知这么一个小小的行为，就可能磨灭孩子对食物的兴趣。

对于孩子而言，吃奶是他的本能反应。而吃除了奶之外的食物，他都要靠模仿。

何来模仿？那就是一家人围着桌子吃饭的时候。虽然他不能吃大人的菜，但可以给他准备好专属于他的食物，让他去抓，或者让大人去喂，让他观察大人如何咀嚼，如何吞咽。

6个月的宝宝吃糊状食物，到8个月左右，孩子就该吃碎状食物了。

这个时候，孩子会面临的问题是，第一次吃到稍大一点的食物，他会以为仍是糊状的食物而直接吞下。食物到喉咙的时候，开始吞不下去了，他就往外呕，有可能把之前吃的东西都呕出来。家长一看就开始紧张，不知道是怎么回事，觉得这样怎么能行，还是吃糊状的食物吧。

殊不知，孩子吃第一口固体食物产生恶心、呕吐，其实是一种保护反射，第一次接受新事物，要允许他有这种正常的生理反应，不能阻止。因为从吃碎状食物，到吃块状食物，再到吃条状食物，最后正常吃饭，这都需要咀嚼和吞咽的练习。

咀嚼可以带动整个口腔肌肉的运动，舌头的抬起、下落以及口唇的练习，这些将来与说话相关的肌肉和气息控制，都是宝宝在学吃东西的时候习得的。

孩子嘴巴的敏感期是6个月左右，这个时候，他对任何新鲜的食物都很感兴趣，千万不要等到孩子1岁之后，再让他开始吃正常的食物。

如果1岁前不能好好吃辅食，等到了五六岁甚至是更大的时候，就不能正常吃饭，他们就需要用汤泡着饭吃，或者需要吃一口饭然后马上喝一口汤，让汤带动饭下喉咙。用进废退，总是不用，舌头的功能就真的没有了，那怎么能把话说好呢？

另外，宝宝习惯用奶瓶来吃奶、喝水，奶瓶用的是脸颊内侧的肌肉，但是如果能在宝宝8~9个月时改为鸭嘴杯，那他嘴唇的控制能力也将越来越好。

★ 育儿心得 ★

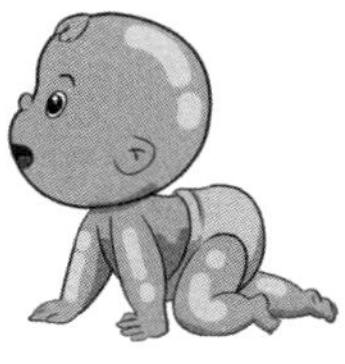

宝宝吃手，我该鼓励还是打掉？
（上篇）

康复室，一位妈妈抱着一个被裹得像粽子一样的孩子进来了，愁眉苦脸地对我说："医生，我家孩子已经快6个月了，还不会自己去抓东西,怎么办?"

我看了眼放在床上的孩子，身上穿着棉袄和棉裤，整个人就像一根裹着棉被的竹竿一样。棉袄的袖子很长,我从袖口朝里看了一下,根本就看不见孩子的小手在哪里。

脱掉孩子的棉袄，里面是一件厚厚的毛衣，毛衣袖子也盖过小手,脱掉毛衣,还有一件小薄棉袄,再脱掉,终于只剩一件加厚的棉毛衫了,袖子也长过了小手。我把袖子卷起,小手露出来,马上就开始微微打开。我帮着打开宝宝的手，一股浓烈的味道，伴随着热烘烘的潮气扑鼻而来,原来每个手指缝里都是一些莫名的棉絮。我帮着清理,妈妈有些不好意思了,急忙说道："我们天天给他洗手，他手里还是不知道沾了些什么东西。"我拿个玩具放在他眼前，宝宝整个人立马兴奋起来，兴奋的表现是上肢使劲往下压，而不是往上抬，满脸急切地想要。

我问妈妈："在家给宝宝抓东西吗？"

"有，我们天天把手指凑过去让他抓，他的手可有劲了，抓着我们的手指，拿都拿不下来。"妈妈说。

"有没有拿玩具给他抓？"

"没有，天天手装衣服里面，也没这个机会。"

"那这么大了，为什么还把手放里面啊？"

"家里老人说，手太冷，不好，不让把手拿出来。"妈妈有点无奈地说，"去体检，医生说我们孩子这么大了，还不会主动抓东西，发育落后了，让我们带来看的。"

中国南方的冬天确实冷，没有集中供暖，一般家庭没有装地暖，也不可能天天都开空调或者取暖器，那小宝宝就遭殃了，不管室内还是室外，都是被裹得严严实实的，甚至是室内比室外裹得还多。像上面这个宝宝，到了11、12月份，天开始冷了，手就全部被藏起来。不给手露出来的机会，他自然不会知道手还有抓物这个功能。

小宝宝是攥着他的小拳头来到这个世界的，并且都是把大拇指放于掌心处。宝宝会主动抓物，也就是出生后3~4个月的时候。抓物时，需要手全部张开才能抓，没有人会用拳头去抓物。也就是说，我们宝宝的手要从小拳头变成张开状态。这是人的一个最基本的发育过程，本来是不用去过度关注的一个事情。那么宝宝是怎么从握着拳头到手张开的呢？这第一步便是他开始吃他的拳头。

宝宝刚出生时，都是一个小动物样，所以他身体上会有很多的原始反射，比如握持反射，就是大人把手指放于他掌心，稍加压力，他就会很用力地握紧拳头。这个反射在 3 个月左右消失，只有这个反射消失了，宝宝才开始出现人的动作 —— 用手去抓物。所以，我们把吃手比作是宝宝从动物开始向人类进化的一个里程碑。

不过，当我们提出让家长鼓励宝宝吃手时，家长的第一反应往往是：

吃手？没弄错吧？为什么要吃手啊？吃了手会不会就戒不掉了啊？我们谁谁谁的邻居家小孩就是一直吃手，到了两三岁了，还在吃，大拇指都吃变形了 ……

先别着急，具体为什么，我会在下篇详细告诉你。

宝宝吃手，我该鼓励还是打掉?

（下篇）

有些家长认为吃手是个不良的习惯，这其实不能一概而论，要看孩子的年龄大小。

宝宝从生下来第一天起，他就在学习，爱学习是孩子的天性。宝宝靠什么来学习？眼睛，对，但除了眼睛还有嘴巴。

宝宝用嘴巴来感知一切，这就是心理学上讲的口欲期[1]。这个时候，但凡他的嘴巴能碰到的东西，他都想要吃。

他能碰到什么呢？除了奶瓶和妈妈的乳头之外，他什么也碰不到。突然有一天，他的胳膊会挥舞了，能抬高了，他的小拳头一不小心碰到了他的嘴边，他马上转过头开始吃，这是宝宝第一次无意中吃拳头。很多时候，这是不需要教的，你把宝宝的小手放

[1] 弗洛伊德提出的性心理发展第一个阶段（0~1 岁）。这个时期的婴儿主要通过口腔活动获得快感与满足，因此对吃手、啃东西非常感兴趣。

在外面,他就能在1个月左右的时候开始吃拳头了。

经历了第一次无意中的吃拳头之后,宝宝就开始了他的探索之旅。我们就开始看见，宝宝时不时就要把拳头放进他的嘴里，但是很多时候他根本就放不进，他可能一下打到自己的眼睛，一下打到自己的鼻子，经过不懈努力，他开始很顺利地就把拳头放进嘴巴里。然后在2个月左右,宝宝的大拇指开始从拳头里伸出来,所以他开始吃他的大拇指,家长就开始担心：孩子一直吃,把大拇指吃变形了怎么办?

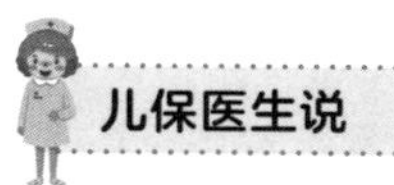

所有人都要经历口欲期,如果你在宝宝要吃手的一两个月里没让他吃手,那么不管什么时候,只要他的双手获得自由了,他都要开始吃手,这不是你把他的手从嘴巴里拿出来能阻止的。

什么时候宝宝不再吃手?

他吃手的欲望会随着手能抓物放进嘴巴里,嘴巴越来越多地感觉到其他物体慢慢降下来。这是一个自然过程,不是家长能够干预的。

家长想让他早一点不吃手，那很简单，宝宝不是什么都要用嘴巴来感觉吗？那就让他用手去抓东西放到嘴巴里就好了，他嘴巴能感受其他物体了,就能不吃手了。

所以，一般宝宝吃手，也就到3~4个月大的时候，因为这之后，他看到玩具就想用手去抓，抓来第一件事，就是放到嘴里啃。这中间也是需要练习的，这是一个手眼口协调的过程，是智力发展的首要条件。和吃手一样，开始玩具放不进嘴巴里，但是多失败几次，多敲打自己几次，他就学会了。

心灵手巧，手在大脑里占据着最大部分的区域。现在都提倡大脑开发，如何开发？不是长大了，读名校就能得到开发的。趁宝宝小，我们不要保护过度，该有的活动，一定要让他去经历，这样，他才能真的得到大脑开发。不要恐惧吃手，毕竟两三岁还在吃大拇指，把大拇指吃变形的人也只是极个别的。

让我们最大限度地遵循宝宝自身的心理发展过程吧，多给予他该有的练习机会。

温馨提示

家长需注意，3周岁以下的孩子，不适宜吃3厘米以下的东西，以免异物卡喉。

★ 育儿心得 ★

宝宝挑食谁之过？

“医生，我的孩子只吃海鲜，不吃蔬菜！”

“孩子只爱吃肉，不吃蔬菜！！”

“他只吃菜，不吃肉！！！”

总而言之，现在的孩子挑食偏食的现象比较常见。多数家长认为是孩子不好，因为孩子不听大人的话，不按家长的意愿来吃。殊不知，孩子的挑食现象并不是孩子有意违抗家长的意愿，主要还是和家长从小培养的饮食习惯有关！

说到饮食习惯，不得不提到辅食添加，也就是食物转换。辅食添加的时间，很多人都会依据世界卫生组织指南执行，即纯母乳喂养至 6 个月后再添加辅食。但并不是所有的人都需等到宝宝 6 月龄时再添加辅食，因为宝宝的味蕾发育关键期是 4 到 6 月龄。因此除了根据月龄大小，还需要结合宝宝的发育状况，确定添加辅食的时间，也就是世界卫生组织提到的“顺应喂养”：

如果宝宝在 4 月龄时，已经对大人吃的东西表示出兴趣（表现出眼馋的样子)，同时孩子扶着能坐直，那么就可以试尝着给他加辅食，每天一次，一次吃一两口即可。若孩子到了 6 月龄，还不会翻身或扶着坐直，或者对辅食的食欲表现不强烈，那么也可以推迟添加辅食的时间，但最好不要晚过 8 月龄，因为错过了接受食物敏感期后，辅食添加不容易成功。

添加辅食的顺序应该是米粉、菜泥、果泥、鱼肉泥等，食物的性状以泥糊状为主，不要太稀，不要放在奶瓶中让孩子喝，应该用勺和碗给孩子喂食。

添加辅食时，碰到宝宝拒绝新食物，很心塞，怎么办?

这是正常现象。有的孩子在尝试一种新食物时，可能需要经过 15 次以上的尝试才能逐渐接受。若此时家长误认为宝宝不喜欢该食物，从此就很少给他吃，长此以往，就会让宝宝养成挑食偏食的习惯；若家长坚持给孩子喂，宝宝慢慢就接受了。

所以说，宝宝挑食习惯的养成和父母有关，而不是宝宝的过错，因为，很少有宝宝一生下来就不喜欢某种食物的，多数都是和后天养育有关。

★ 育儿心得 ★

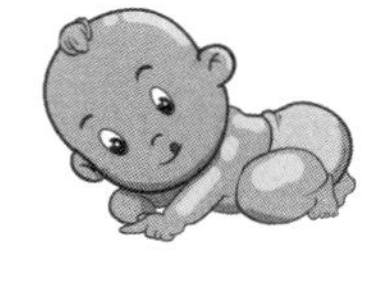

第六章

小毛病，别因过虑酿成大遗憾

儿童“口吃”，是真的吗？
（上篇）

门诊中，一位年轻漂亮的女士领着一个 4 岁左右的女孩子进来了，还没坐下，就说：“医生，我孩子说话口吃，说一句话能把我急死……”

我看了看站在她旁边的小女孩，小女孩害羞地低着头。

“来，你说一句话给医生听听。”她妈妈说。

我等着，孩子还没开口，妈妈马上焦急地说：“你说你这孩子，你怎么不说话呢？让你说的时候，你不说了……”

我赶紧说：“没关系，不说就算了。她什么时候开始这样的？”

“3 岁多，之前都好好的，上幼儿园之后就这样了。我们让她想好了再说，情况反而越来越严重。”

这时候，爸爸已经站在母女身边了，爸爸问：“你叫什么名字啊？”

“周小美。”孩子轻轻地回答。

“她也不是每句话都那样，就是她越着急，越说不出来，越着急，越口吃。”爸爸在旁边解释道，“平时简单的话说得都挺好，一句长的就不行了，以前说话可好了，可流利了。”

听到这里，我明白了，我说：“首先，你们不要着急，不要焦虑。”

话音还没落，妈妈着急地说：“怎么会不焦虑，我天天都愁死了，你说一个女孩子，以后是个结巴，可怎么好啊？”

我问妈妈：“那你着急焦虑，孩子有好点吗？”

“没有，越来越严重。”她回答道。

“那我们为什么不换种方式呢？试试另一种方法会不会好点，这样对你、对孩子都是有帮助的吧？”妈妈点点头，以期待的眼神看着我。

我说：“我们的办法就是没办法，不要去管她，切忌过度干预。”

儿童“口吃”不是真的

看着打着引号的口吃，就知道它其实是一只假老虎。但如果家长过度干预，那就会变成真的。

儿童口吃很常见，但是我们很少见到成年人口吃，说明那些儿童时期出现的口吃不会真的变成成年口吃。

儿童“口吃”的特点

儿童“口吃”常见于3岁左右，很多孩子都易出现，男孩多于女孩（这可能与女孩语言发育普遍好于男孩有关）。在“口吃”之前，儿童会经历一段说话清楚流利的时期，然后突然某一天开始出现“口吃”，持续时间长短不一。

有人会说，幸好我家孩子没有这个情况。其实，不是你家孩子没有，而可能是你没有注意到。儿童“口吃”如果持续时间短，可能就一周左右，还没等你注意到，孩子就好了。而如果有家长很细心，非常留意孩子的一举一动，听到孩子稍稍有点“口吃”就想把他纠正好，那孩子就比较危险了。本来可能两周就好了的“口吃”，一纠正就变成了两个月甚至半年都好不了，然后就到处求医问药。

儿童“口吃”，最明显的表现就是一句话没想好，就开口说了，说了开头，结果不知道后面要说什么了，卡在那里不停地说前面的那个字，越说不出来，越着急。比如说，“我……我……我……我要先吃饭，吃好饭，然后呢……然后呢……然后呢……然后我就可以去逛超市了”。

孩子这样说话，不是一般家长都能接受的，但是，我们必须明白的一点是：“口吃”阶段是孩子语言发育必须要经历的一段特殊时期。

在这一时期的孩子，他的语言能力、所掌握的词汇量跟不上他的思维能力，他的想法已经跑很远了，但他的词语还停留在原地，那就会出现家长所看到的——孩子一句话总是说不出来，我们恨不得帮他说出来才好。

儿童“口吃”，是真的吗？

（下篇）

上篇我们提到，“口吃”阶段是孩子语言发育必须要经历的一段特殊时期。

那么在这个过程中，家长应该如何正确地干预呢？

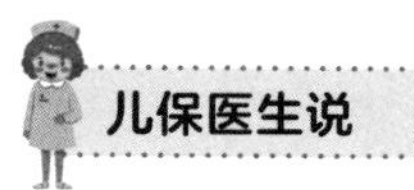

对待“口吃”的孩子，家长犯的最多的错误就是指责孩子：“你怎么又这样，想好了再说！”

要是一个大大咧咧的孩子还好，要是一个敏感的孩子，你说两句这样的话后，他估计连口都不敢开了。

想好了再说，他怎么才能做到想好了再说呢？他也没有想好了再说的这种体验啊。所以这句话，不能随便说。

我们该如何做

首先，我们需要忽视“口吃”这个行为，不要说他这种行为是不正常的。我们必须认识到他出现“口吃”问题是生理的，“口吃”阶段是发育过程中的一段特殊时期。

其次，我们要装作无意但却有意地去引导他。孩子出现这个问题不就是语言能力不够吗，不就是词汇量不够吗，那么我们就从扩大他的词汇量开始。

如何扩大他的词汇量？那就是通过现在流行的亲子阅读，比如读绘本，用大量的书面语言去替代他的生活语言，让他接触新的词汇，扩大他的词汇量。

怎么读呢？

首先，要声情并茂，让孩子体会到语言的美好；其次，语速一定要慢。

很多“口吃”的孩子，他们的家长平时说话语速都是很快的，如果我们改变不了平时的说话速度，那就从亲子阅读开始放慢速度。

另外，选的书一定要语言优美。现在很多家长都不想自己的孩子输在起跑线上，因此都选一些益智的书给孩子看，让他开发智力。但对于“口吃”的孩子，我们一定要选择语言类书籍，让其体会语言，而不是让其开动脑筋。

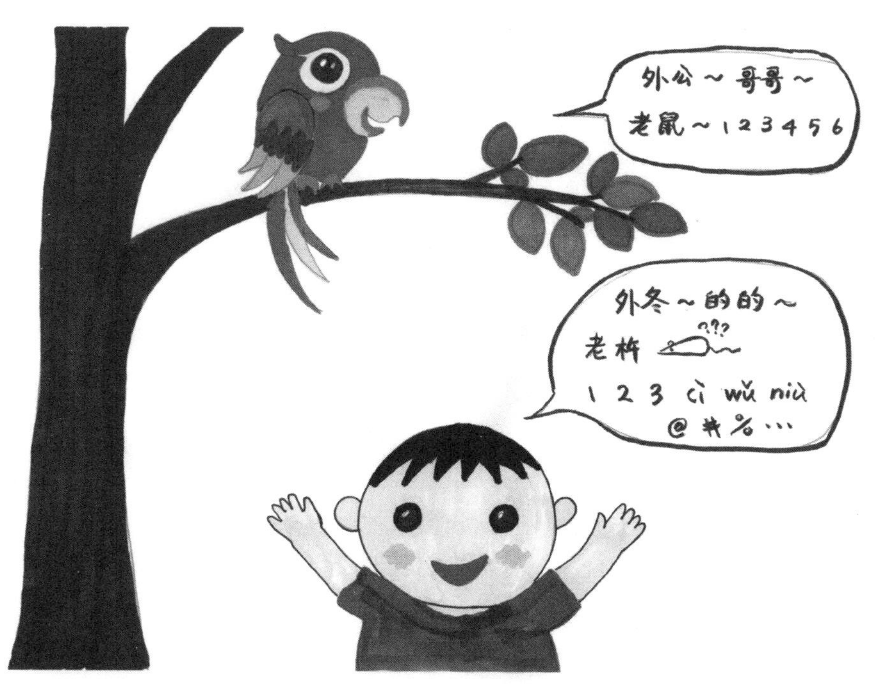
外公～哥哥～
老鼠～123456
外冬～的的～
老柞
???
1 2 3 ci wǔ niù
@ # % ...

孩子结结巴巴地说完了，你瞪他一眼，或者在他还在“我……我……我……我”的时候，你就粗暴地打断他——“想好了再说”“你是不是想……”这些都是不可取的，我们要装作无意，要认可孩子。可以在他说完一句话后，慢慢地再把他说的那句话重复一遍，让他跟着你流利地再说一遍，这样你们的心情都会好很多。

当然，这需要多方面的努力。孩子不一定都是在父母身边的，他可能和祖辈在一起，可能在幼儿园和老师在一起，可能在外面玩的时候，和别的孩子的家长在一起。在有人提出“孩子‘口吃’”的时候，希望家长能站在孩子这一边，和别人简单地解释一下，不要随便给孩子扣帽子，不要为了面子跟着附和“是的，孩子就这样”。这些都可能加重孩子的“口吃”情况。

孩子成长过程中，我们会陪着他经历各种奇奇怪怪的事情，我们要有足够的智慧去分辨他怎样是可以的，怎样是不可以的。我们要有足够的胸怀去接纳他的各种行为，千万不要因为过度关注、过度干预造成孩子的终身遗憾。

孩子的成长路不是直线的，我们要允许它有一些弯弯曲曲，要接受这些弯弯曲曲，要用一些刻意但不让他知道的行为来引导他，这样他才能成长为你所期待的样子。

我们一起努力吧！

★ 育儿心得 ★

好动的孩子一定是多动症吗？

从襁褓中的婴儿，到刚会走路的孩子，一直到学龄儿童，都会有被家长带着来问医生的：“医生，我的孩子很会动，一刻不停，会不会是多动症？”“他上课老是注意力不集中，老师建议我们带孩子来看医生，他是不是得了多动症？”“我的孩子很不听话，不和我们交流，也不和其他小伙伴玩，他只会自己一个人不停地跑来跑去，是不是因为他有多动症？”“我的孩子老是做眨眼动作，别人说他得了多动症。”……

自从医学上有了“多动症”这个疾病名称以来，很多家长都很喜欢给自己的孩子扣上“多动症”这顶帽子。

所谓“多动症”，医学上全名为“注意缺陷多动障碍”，简称ADHD，是以持续存在与年龄不相称的注意力不集中、多动或冲动症状为特征的一类疾病，好发于学龄儿童，病因不明，与遗传、神经生物及社会心理等多种因素有关。

多动症有三个亚型，一是以注意缺陷为主要症状的注意缺陷型，二是以多动或冲动为主要症状的多动冲动型，三是以上两种症状都有的混合型。注意缺陷型的孩子主要表现为难以保持注意力集中、容易分心、做事有始无终、日常生活杂乱无章。多动冲动型的孩子主要表现为与环境不协调的行为过多、喧闹和急躁，有这种症状的孩子最容易被家长注意到，也最会被家长贴上“多动症”的标签。多动症的孩子往往有这些表现，但有这些表现的孩子不一定就是多动症，因为这些表现在正常儿童青少年的发育进程中亦可见到。

谈到注意力，它分为无意注意和有意注意，无意注意是一种自然而然发生的、不需要做任何意志上努力的注意，而有意注意是有目的、需要人一定意志努力的注意。正常 5 到 6 岁的孩子有意注意维持时间在 10 到 15 分钟，7 到 10 岁时能维持 15 到 20 分钟。可见，儿童时期是以无意注意占优势的，这就是为何不提倡过早上学的原因。

上面提到过，多动、冲动和注意力不集中在正常儿童青少年的发育过程中亦可见到。因此，只有当孩子出现这些症状，持续时间超过 6 个月，并在多个场景（如家庭、学校等）出现，而且发育水平与其年龄不相符合，直接影响社会活动、学业时才需要考虑是否患有多动症。

多动症的诊断需要到医疗机构做相关的检测和排除其他疾病后方可做出。有些多动症的孩子往往合并有其他的疾病，如上述反复做眨眼动作的孩子可能是一个单纯的抽动症[1]孩子，也可能是多动症合并有抽动症；不与人交流，只会自己独自玩耍，可能是孤独症[2]孩子的早期表现；不听话的孩子可能合并有品行障碍，对立违抗的行为；等等。这些都需要到相应的医疗机构去做排除诊断。

多动症的原因虽然很难确定，但和从小的家庭教养环境是密切相关的。有人说“有问题的孩子背后肯定会有有问题的家长”，这说明家庭教育对孩子的影响是非常重要的。好动的孩子并不一定是多动症的孩子，有些是因为从小习惯没有培养好，即那些所谓“无法无天”的孩子，以自我为中心，从不考虑别人的感受，对家人也是如此。正常好动的孩子虽然好动，但他至少知道什么是危险不能碰的、不能玩的，也就是说行为和他年龄是相符合的，而且他的智商也是正常的。这些好动的孩子只要教养得当，长大了多数是没问题的。好动是每个孩子的天性，最怕的就是那些没有原则性的管教方式，让孩子无所适从。

所以判断孩子是否有多动症，除了带孩子到医院就诊外，家

[1] 多表现为短暂、快速、突然、程度不同的不随意运动，如频繁眨眼、挤眉、吸鼻、点头等。

[2] 又称自闭症，起病于婴幼儿期，以不同程度的人际交往障碍、言语发育障碍、兴趣狭窄和行为方式刻板为特征的广泛性发育障碍。

长还应该多从自己身上找原因，因为家庭教育就是言传身教，家长的一举一动，孩子是边看边模仿的。在孩子小的时候，对他讲述大道理其实没有价值，因为孩子的理解能力和自我约束能力有限，但孩子天生就有模仿能力。

★ 育儿心得 ★

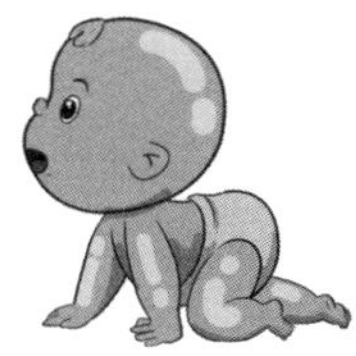

聪明的孩子为什么老做怪动作?

在一次周末门诊，当我叫到下一位患儿时，只见进来一位年轻妈妈，她对我说:“医生，您能不能让其他家长都回避一下? 我有一件事要咨询。”

我心里想，难道是前来做心理咨询的家长? 为了尊重家长的意见，只能把另一位家长和孩子请到了门外等候。

“医生，我的孩子是一个聪明的孩子，可最近老是做眨眼睛和扭脖子的怪动作，说他多少次了，他总是改不掉，越说越严重。您不知道，他做这个怪动作时的样子有多难看，原来好好的一个人，若是一直这样下去，以后怎么去见外人?! 还有，这个动作是不是他故意做的? 会不会是他大脑出了什么问题? 医生，我提一个要求，等会儿我孩子进来后您千万不要让孩子知道我带他来看的是这个问题，否则我怕会在他心里留下阴影，所以我特意让他和他爸爸在外面等着，我先把问题和您说好后再让他们进来……”

还没容我插话，她已经说出一连串的要求和她的担心。听到这儿，我大概知道了病情。经过一番仔细询问，初步可以判断她的孩子是得了“抽动障碍症”，简称“抽动症”。

因为这位年轻妈妈情绪焦虑，我首先安抚她，孩子并不是有意做怪动作，而且也并不是大脑出了问题，是得了一种医学上称作“抽动症”的疾病，该病多见于男孩子，当然还需要排除其他相关的疾病；若是单纯的抽动症，那是可以治愈的。

很多家长会把“抽动症”和“多动症”相提并论，但其实它们是两种不同的病症，在一些孩子身上可以同时出现。

抽动症多表现为短暂、快速、突然、程度不同的不随意运动，如频繁眨眼、挤眉、吸鼻、噘嘴、张口、伸舌、点头等等所谓怪动作，多见于头面部，但在孩子入睡后，这些怪动作也就不会出现。

抽动症患者刚开始只是做怪动作，随着病情的发展，有些孩子会合并有嘴里发怪声音的表现，医学上叫“抽动秽语综合征”[1]。

一过性的短暂抽动症，即抽动症状出现在 12 个月以内的，大部分都不需要药物治疗，只要家长不过分地去关注、提醒孩子（过分提醒反而会起到强化作用），抽动症状过一段时间就会自

[1] 又称 Tourette 综合征，是一种复杂的、慢性神经精神障碍，起病于儿童时期，以多种运动和发声抽动为主要表现，常伴有强迫、多动等行为和情绪障碍。

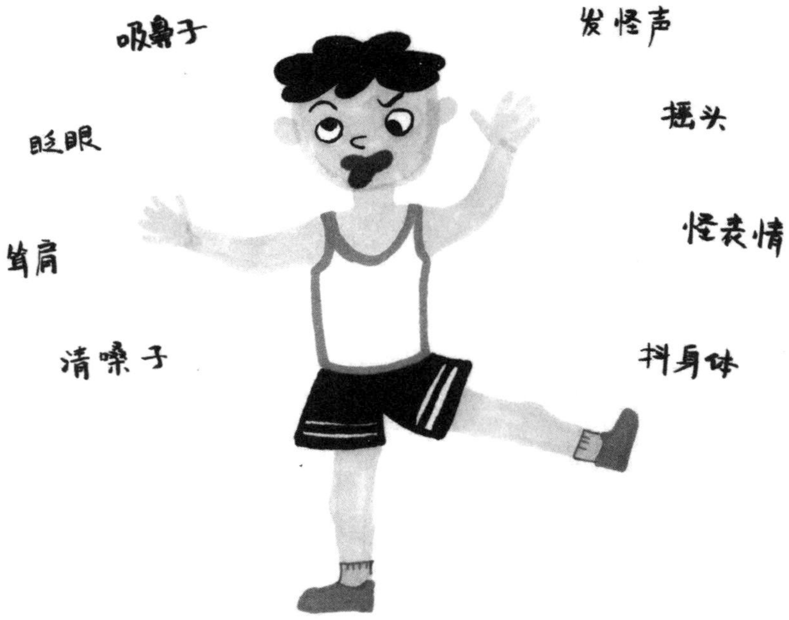

吸鼻子

发怪声

摇头

眨眼

怪表情

耸肩

清嗓子

抖身体

然消失。

若抽动症状持续时间超过 12 个月，且出现多种抽动症状，经排除其他疾病后可以用药物治疗，但需要家长配合正规治疗，即在控制怪动作后继续服药一段时间。若症状一控制后就停药，那么抽动症状就会再次出现。而且，在治疗过程中有些病人会有反反复复的现象，因为多种因素会造成复发或加重，其中以紧张、焦虑、兴奋、疲劳、生病等因素比较常见。这也是抽动症的一个特点，所以服药治疗时间会相对较长，短则四五个月，长则需四五年才能治愈。

抽动症的病因是多方面的，包括神经生化因素、遗传因素、精神因素、器质性因素、药源性因素等。刚开始可能是局部的不适，如有些孩子得轻度眼睑膜炎时会出现眨眼动作，但眼睑膜炎治愈后，眨眼动作始终不消失，并伴有其他怪动作的出现，这时候得抽动症的可能性就很大。

经过一番安抚，这位妈妈才把焦虑的情绪放下，感激地说："医生，听您这么一说，我有点明白了，我应该早些来咨询的，我已经好多个晚上睡不着觉了，生怕孩子得了什么见不得人的怪毛病……真的非常感谢！"

随着他们一家人轻松地离开，我的成就感也增加了一点！

★ 育儿心得 ★

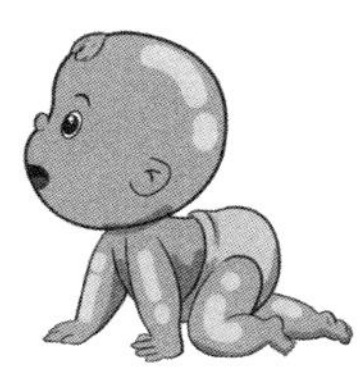

宝宝睡觉磨牙，是因为肚子里有蛔虫吗？

经常有家长因为宝宝晚上睡觉时出现磨牙现象，或脸部有白色糠疹到儿保科门诊来配驱虫药。

那么，宝宝睡觉磨牙，一定是因为肚子里有蛔虫吗？

宝宝睡觉时出现磨牙是因为各种原因使大脑的相应部位兴奋受刺激，咀嚼肌痉挛或持续收缩，反射性地引起磨牙动作。过多的磨牙对孩子的牙齿生长是不利的，所以家长首先要寻找引起宝宝磨牙的原因，而不是单想到给孩子吃驱虫药。

其实在磨牙的众多原因中，肚子里有蛔虫是最不可能的一种，因为目前宝宝的卫生习惯都不错，所以长蛔虫的机会不多，更多的是要从以下几方面去寻找原因。

1. 口腔问题

6 岁左右的儿童正处于换牙时期，随着乳牙脱落及恒牙萌出，咬合关系相对不稳定，会出现一些暂时性的咬合紊乱。缺牙、个别牙齿缺损或过长、单侧咀嚼、蛀牙多等均与磨牙密切相关。咬衣物、咬手指、咬铅笔、咬玩具、咬被角等不良习惯也与磨牙有关。

2. 胃肠道问题

儿童睡前进食过饱，积食、消化不良，胃肠道内细菌分泌的毒素被吸收后刺激到大脑皮层，使其兴奋或抑制过程失调，也会造成磨牙症。所以睡前不要把孩子喂得太饱，当然还需要睡前清洁牙齿。

3. 疾病因素

胃肠功能紊乱、内分泌不平衡（如甲状腺功能亢进）、缺锌、缺铁等疾病也可引起磨牙症。另外，宝宝若长期有偏食挑食习惯，特别是不喜欢吃蔬菜的，营养素缺乏可能会导致脸部出现白色糠疹样皮疹。

4. 生活习惯

宝宝白天玩得过于兴奋或睡前看了惊险、恐惧、刺激的电视，或者周围环境让宝宝处于恐惧、过度紧张的状态中，往往会造成晚上不能平静入睡，即入睡后虽然大脑皮质的大部分处于抑制状态，但仍有一部分处于兴奋状态，就会导致咀嚼肌收缩而发生磨牙。学习紧张，用脑较多，大脑长时间处于高度集中和紧张状态，各种情绪难以得到发泄，也会引起磨牙症。

所以宝宝出现磨牙症，不要轻易给宝宝吃驱虫药。2 周岁以上孩子有反复磨牙，且伴有腹痛、厌食、挑食，可以试着服驱虫药治疗，但应该在医生的指导下服用。

★ 育儿心得 ★

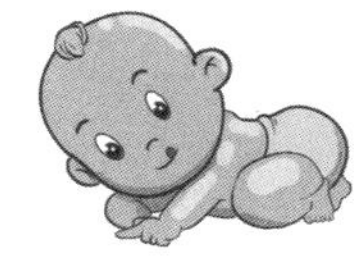

第七章

感觉统合失调是什么？严重吗？

学习不专注？身体协调能力差？可能是这个原因

案例一：一位母亲带着她读一年级的孩子玥玥来做咨询。一坐下来，她就急切地说："孩子听课效率很差，注意力不集中，写作业总是拖拖拉拉，慢得要命，别人一个小时写完的作业她要写上两三个小时。写字总是出格，老是丢字、错字，还总把偏旁部首写错位置，左右、上下不分，老师也很恼火。我们只好坐在她旁边督促她写，发现她错了就马上纠正，这样每天很晚才能把作业写完，大人和孩子都很疲倦，孩子也越来越厌学，我们真不知道怎么办才好了。"

案例二：4 岁半的佳成，是一名幼儿园中班的男孩子，老师经常反映佳成上课坐不住，东张西望，注意力很不集中，人际关系比较差，表达能力比同龄孩子差一些，情绪很急躁。佳成妈妈也发现自己的孩子在家里经常上蹿下跳，没有静下来的时候。佳成妈妈说："其实在上幼儿园小班的时候就发现了这些问题，但家里的老人、朋友、亲戚见了面总跟我说孩子长大就好了，可现在还是这个样子，我都不知该怎么办了！”

类似这样的门诊咨询几乎每天都有，老师和家长们都有同样的困惑：

“这孩子明明看起来很机灵啊，怎么就做不好呢？”

“这孩子到底是哪儿出了问题？”

其实，这可能不是孩子的错，而是感觉统合问题惹的祸。

“感觉统合”，大多数家长对这个陌生又熟悉的词语感到很困惑。感觉统合，什么是感觉统合？

感觉统合是指大脑和身体相互协调的学习过程，指机体在环境内有效利用自己的感官，以不同的感觉通路从环境中获得信息并输入大脑，大脑再对信息进行加工处理（包括分析、整合、加工），并做出适应性反应的能力。简单地讲，感觉统合是一种大脑和身体相互协调的学习过程，没有感觉统合，大脑和身体都不能发展。

人的感觉系统包括视觉、听觉、味觉、嗅觉、触觉、前庭觉[1]和本体觉[2]等。人类通过这些感觉感受大千世界，通过感知感受适

[1] 又称平衡觉或静觉。骨半规管与耳蜗之间的卵圆形不规则腔室称为前庭。

[2] 包括位置觉、运动觉和振动觉，是指来自肌、腱、关节等处感受器的冲动传向大脑和小脑所产生的感觉。

应复杂的环境,学习各种各样的本领,开发智力水平。

感觉统合能力不是与生俱来的，只有通过对世界的探索，通过大量的听、视、味、嗅、触等的刺激,才能使这个能力变得强大。一旦我们接触的刺激不足以满足我们身体的需要,便会出现感觉统合失调的情况。感觉统合发展发育时间较早，一般在 12 岁前就基本定型。

现在的孩子,尤其是生活在城市里的孩子,自由活动受限,家长溺爱包办,缺少玩伴,多为剖宫产孩子,多数会有感觉统合失调的问题,只是失调的严重程度不同。

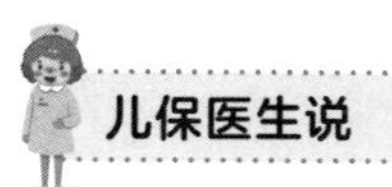

儿童期感觉统合失调可能出现的十大表现：

1. 多动及容易分心，注意力不足，坐不住，无法安静下来专心做一件事；

2. 专注力及警醒度差,明显心不在焉,丢三落四,做事没有效率,总在旁观或游荡；

3. 喜欢寻求强烈的感觉刺激，如持续转圈、由高处跳下，以及对病痛反应不灵敏；

4. 对梳洗、刷牙、穿衣、吃饭等日常生活动作挑剔,感到麻烦和困难,对衣服或食物质地极为挑剔,怕被碰触；

5. 不敢荡秋千或爬高，害怕突然发出的声响；

6. 情绪及行为困扰，易怒、紧张、固执、冲动，缺乏自制力，不守规范；

7. 动作协调度差，笨拙，时常跌倒，剪纸、握笔有困难；

8. 语言发展迟缓，口齿不清，常漏听、错听、听不懂，理解慢或无法记住一连串的指示；

9. 自我概念差：自信心低落，害怕尝试新东西；

10. 学习困难：读、算、写有困难，不喜欢上学。

什么原因会造成感觉统合失调呢？请看下篇。

★ 育儿心得 ★

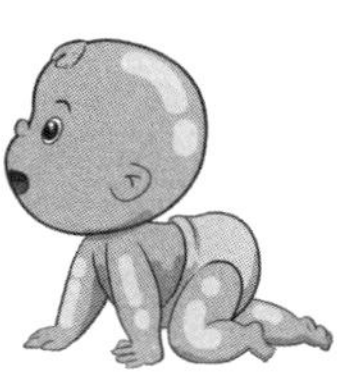

孩子怎么就感觉统合失调了呢？

上篇我们了解了感觉统合的概念和感觉统合失调可能出现的表现，这篇我们一起来了解下出现感觉统合失调的原因。

上周六，朋友的女儿茜茜到我的门诊咨询。茜茜的爸爸是一名律师，经常出差；妈妈是一名医生，是我的朋友，孕期工作节奏非常快，压力也很大。产后因为无暇照顾女儿，爸爸妈妈将茜茜交给外婆抚养，在外婆的万般呵护下，转眼茜茜就一年级了。

在父母、老师的眼里，茜茜是个不专心、不听指挥的孩子。大人和她说话时，她总是一副与己无关、毫不在意的样子，必须要一遍遍重复、一次次提高嗓门，她才会稍微给点反应。茜茜的记忆力很差，即使千辛万苦让她听明白大人的要求，转眼间她又会忘得干干净净。同时，茜茜黏人、爱哭、怕黑、胆子小、脾气暴躁、身体协调能力差。这一系列的表现让爸爸妈妈伤透了脑筋。

根据茜茜的这些表现，经过一系列的评估后，我考虑她有可能是感觉统合失调。

“我们家条件这么好,茜茜要什么有什么,怎么会出现感觉统合失调呢?”茜茜的爸爸妈妈不禁纳闷了。

7 岁以前的孩子,他们的脑子就像一部感觉处理器,对外界事物的感觉,主要来自感觉印象。在这一阶段的孩子,经常动个不停,忙于寻找各种感觉刺激,很少用大脑去思考问题。这一阶段是他们的感觉运动发展期,如果能够通过适当的运动以获得感觉运动的经验,对他们日后读书、写字等认知学习,保持稳定的情绪,以及获得适应社会所需具备的感觉统合能力等,都将有极大的帮助。

事实上,相当一部分感觉统合失调的儿童都是在学龄期出现学习困难、注意力不集中、手脚动个不停等情况,通常会被老师和家长误认为是调皮捣蛋,从而带去看心理咨询门诊。

上海心理咨询中心儿童心理卫生专家忻仁娥教授指出:“早期发现儿童感觉统合失调很重要,因为学习技能障碍的原因往往就在于感觉统合失调,如果能在孩子上小学之前就做好体能方面的准备和训练,对孩子的成长将十分有益,而这一点恰恰是不少年轻父母所忽视的。”

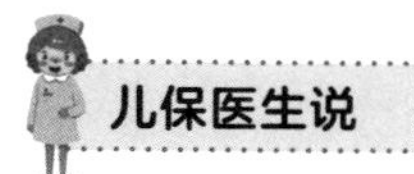

一般而言，感觉统合失调的原因主要有以下几种：

1. 胎位不正所产生的固有平衡失常；

2. 活动空间太小，爬行不足所产生前庭平衡失常；

3. 早产或剖宫产，造成触觉学习不足；

4. 洁癖症的养育造成触觉刺激缺乏及活动不足；

5. 保护过度或骄纵溺爱，造成身体操作能力欠缺；

6. 过早使用学步车，造成前庭平衡及支撑力不足，致使前庭平衡觉失调；

7. 家庭养育环境欠佳造成幼儿自信心不足或不良习惯的定型化。

那么对于患有感觉统合失调的孩子，家长们应该怎么办呢？下篇，我们将继续分享感觉统合训练的原则及训练的最佳年龄。

★ 育儿心得 ★

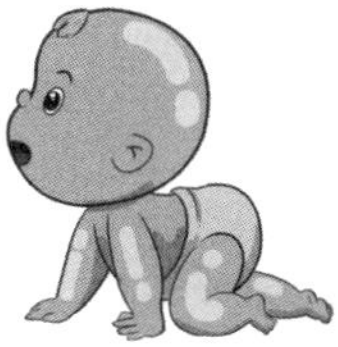

感觉统合训练，解放聪明的“笨”小孩

首先家长要通过学习，初步了解感觉统合方面的知识和孩子大脑的潜质，从而因材施教。一般来说，家长可以从以下几个方面帮助孩子：

1. 从小给孩子灌输完整的“生活品质”[1]的观念，在生活中随时随地激发孩子的好奇心，进而让其主动探索并从中学习。

2. 引导孩子从观察中模仿、学习，凡孩子可以做好或经学习能做好的事情都让孩子自己动手做，父母不要代替或干预。唯有动手做，学到的才是自己终身的能力。

3. 让孩子走出狭窄的活动空间，走到大自然或小伙伴中去，从与外界的广泛接触中学习信赖他人，引入更多的助力并强化各类感觉统合能力。

4. 带孩子参加各种活动，包括体育活动、家务活动、社交活动

[1] 表示人们日常生活的品位和质量，包括经济生活品质、文化生活品质、政治生活品质、社会生活品质和环境生活品质。

等等，为儿童提供学习、创造性思考的机会，促进各类感觉统合能力的提高。

5. 游戏疗法，如走平衡木、跳蹦床、捉迷藏、滑滑梯、赛跑等活动对提高各种感觉统合能力大有好处。

6. 严重的感觉统合失调要到专业机构进行特殊训练、行为强化和脑力活动等感觉统合功能训练，直到失调的感觉统合功能得以矫正。

感觉统合训练

感觉统合训练是指通过专业的训练器材，在孩子玩的过程中刺激其大脑功能，锻炼孩子的前庭觉、触觉和本体觉，从而提高儿童感觉统合能力的训练。某种意义上也可以说，感觉统合训练就是一种在游戏和玩乐中的训练。

感觉统合训练的最佳时期

0~3 岁是感觉统合训练的基础期。这个阶段让孩子接受一定量的适合年龄段的感觉统合训练，如独坐、爬行、行走、上下楼梯，可以有效预防日后感觉统合失调问题的出现。

4~6 岁是感觉统合训练的黄金期。这个年龄段的孩子感觉统合能力已经有了一定的基础，再加上能够自己表达，独立意识强，所以可以进行的感觉统合训练门类也会随之增加，训练的效果会特别明显。

7~9 岁是感觉统合训练的弥补期。6 岁之前的孩子是松软的泥土，你可以任意“揉捏”，孩子不会因为你的“揉捏”而痛苦。但 6 岁之后，孩子的行为模式开始固化，如果此时没有足够的训练时间和训练强度，效果也会跟着大打折扣。

10~12 岁是感觉统合训练的末尾期。相比于上个阶段，这个年龄段的孩子，行为模式基本上已经固定，感觉统合训练的效果和意义没有上阶段明显，家长和儿童需要花更多的时间和耐心。

所以，作为孩子教育的担当者和执行者，父母如果发现孩子感觉统合失调，一定要及早带孩子做感觉统合训练，尤其不能错过基础期和黄金期。

感觉统合训练的原则

感觉统合训练是在一定的原则基础上进行的，这些原则贯穿训练的始末，对训练有着非常重要的指导意义和促进作用。

1. 顺应性原则

如果儿童的顺应性反应发展良好，那就可以促进组织协调能力的提高，并使儿童的大脑处在一种有条理的清晰状态中。而且，每一种顺应性反应又会引起进一步的感觉统合。儿童为了统合这些感觉,就会试着顺应它们,如此便形成一个良性循环。

2. 内驱力原则

内驱力是在儿童内心需求的基础上产生的一种唤醒状态或紧张状态。感觉统合训练中注重内驱力原则可以让儿童产生努力改变现状的内在愿望,并积极主动、自觉独立地参与到训练中去。

3. 快乐原则

良好的情绪是大脑思维的润滑剂,所以在感觉统合训练中,应尽量满足儿童对“快乐”的心理需求,让孩子在轻松愉快的环境中,提高感觉统合能力。

4. 以儿童为中心原则

在训练中,应以儿童的生长发育规律为中心,尊重儿童的差异发展,学会从儿童的角度看问题。

5. 培养信心的原则

自信是有利于感觉统合训练的一种心理素质。感觉统合训练中,应经常用积极、正面的赞扬和肯定目光鼓励儿童,让儿童感到喜悦,帮他们逐步培养起对训练的信心。

经过感觉统合训练过的孩子,会有哪些改变呢?让我们一起阅读下一篇吧。

★ 育儿心得 ★

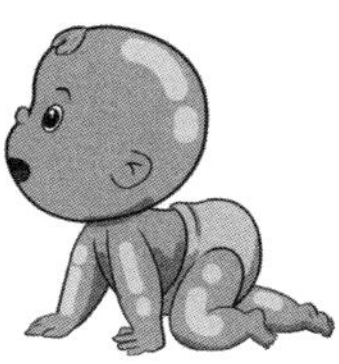

感觉统合训练后，孩子会有哪些进步？

上面讲到茜茜被诊断为感觉统合失调症，没想到第二天来就诊的小嘉小朋友比茜茜还要严重。小嘉是被他妈妈“押”着来诊室的。刚坐下，妈妈就把儿子的不良表现一口气全说了出来。

“儿子今年 7 岁，上小学一年级。当初为了让孩子更快地适应小学生活，升学前的暑假里特意给他报了幼小衔接班，所以小学生活一开始还算顺利。到下半学期，没想到开学才一个月，老师不止一次向我们反映孩子注意力不集中，坐不住，学习困难，总是‘一不小心’漏做题，平时做作业拖拖拉拉，抄拼音汉字常漏字漏行。上课经常这摸摸那碰碰，小动作不断，或者突然钻到桌子底下找东西，甚至站起来在教室里随意乱走，老师喊也喊不住。被老师批评多次都无济于事，而且只要一批评，孩子就哭个不停。”

提起儿子，小嘉妈妈内心充满了无奈和心酸。

妈妈说，这些问题其实在小嘉上幼儿园的时候就已经发现了，那时候小嘉就不愿意和别的小朋友说话，连爸妈和他说话都很少有回应，但爸妈觉得可能是孩子年龄小，性格比较内向，再大一点就好了。可是孩子逐渐长大，情况并没有改善，反而越来越严重，甚至严重影响了学习。

小嘉爸妈觉得不能再等了，下定决心带他到儿保科就诊。

经过一系列详细的检查后，小嘉被诊断为多动症伴有中度感觉统合失调。

听到这个结果，小嘉妈妈一时难以接受，但医生告知可以通过感觉统合训练改善孩子的症状，小嘉妈妈迫不及待地要求医生尽快给孩子安排训练。医生给小嘉制定了一系列的训练方案，包括训练的内容、频率及家长的配合等。

经过 5 次训练后，小嘉妈妈发现孩子反应情绪有所改善，注意力有所提高，能静下来做作业 15 分钟。后来又经过几个月的强化训练和家庭训练，小嘉原有的症状得到了明显的改善，情绪行为控制力增强，会主动探索和提问，变得积极健谈、有自信。老师也表扬小嘉有了明显的进步，注意力、记忆力、自我控制能力、概括推理能力、与人交往的能力都得到了提高。

儿保医生说

感觉统合训练首先能够促进儿童全方面的发展,激发他们的想象力和创造力,增强他们的自信心,其次能够帮助孩子建立勇敢顽强、克服困难、超越自我的良好品质。一般来说,感觉统合的训练可以帮助孩子改善以下方面:

1. 提高学习成绩,改善厌学情绪

儿童经过一段时间的行为集中感觉统合训练后,动作变协调,情绪变稳定,注意力变集中,行为习惯变良好。学习困难的儿童,坚持一段时间的感觉统合训练,学习成绩会明显提高。

2. 对脑神经生理抑制具有改善作用

感觉统合训练能够帮助孩子抑制和调节感觉信息,促进身体各个感觉区域的成熟。感觉统合训练对提高儿童精细操作能力、视觉辨别能力、语言表达能力和反应能力均有明显作用。

3. 提高运动协调能力

感觉统合训练对改善儿童运动平衡能力差及动作不协调效果显著。身体协调性得到提高的同时,也锻炼了孩子的身体素质。

4. 促进触觉系统的发育

无论是触觉敏感还是触觉迟钝,经过针对性强的感觉统合训练,孩子胆小、爱哭、脾气暴躁和待人冷漠的状态都可以改变,人际交往能力及语言表达能力也会得到提高。

有些家长对感觉统合训练还是有一些误解,我们在这里一并解释一下。

误区1:长大了自然就会协调

有的父母认为,宝宝的身体不协调是因为年龄太小,长大了自然就会正常。其实,0~3岁,特别是6~12个月,是宝宝学爬、学走的关键期,也是建立感觉统合能力最佳的时期,错过了时机,宝宝的很多潜力会受到限制,得不到充分发挥。

误区2:游戏也要有限制

有的父母会因为沙子、泥巴太脏而制止宝宝玩相关的游戏,其实每一个游戏都有其可贵之处,只要在保证安全的前提下,不要阻碍宝宝的兴趣延伸。

误区3:学步车有利于早走路

有的父母为了让宝宝快点学会走路,用学步车来进行"辅正",其实这恰恰违背了成长的正常要求。宝宝的爬行期是不可逾越的,要尽可能让宝宝爬行,为日后的成长奠定坚实的基础。

误区4:感觉统合训练交给老师就行了

有的父母重视到了感觉统合训练,却认为有专业老师带着宝宝就可以了,无需自己再费心。其实训练过程中的亲子交流才是感觉统合发展的重要基础,有了你的鼓励与赞扬,宝宝才会更加努力地去训练,而且这也有助于宝宝身心的健康发展。

★ 育儿心得 ★

如何预防儿童出现感觉统合失调

和其他疾病一样，感觉统合失调也是可以预防的，那么如何预防儿童出现感觉统合失调呢？

首先，要从孕期保健开始做起。准妈妈心情好，带给胎儿的就是良性的荷尔蒙，反之，带给胎儿的便是压力荷尔蒙。如果准妈妈孕期的工作节奏较快，始终处于一种紧张的心理状态，会对胎儿产生不利影响。另外，孕期生活一定要有规律，避免食用刺激性的食物。饮酒、吸烟、狂欢等也会对胎儿的神经系统发育产生一定的影响，要尽量避免。

其次，围产期[1]的保健也十分重要。剖宫产出生的儿童没有经过产道的挤压，很容易对触觉的强弱分辨不清，因此相比顺产儿童，剖宫产儿童出现感觉统合失调的可能性更高。另外，出生时如出现脐带绕颈、窒息等现象，往往也会诱发感觉统合失调。

[1] 又称围生期，指怀孕 28 周到产后 1 周。

准妈妈要按时产检，坚持适当锻炼，控制体重增长，保持好睡眠、好心情，以促进顺利分娩。

再次，儿童出生后要多多参加各种活动。一般来说，70% 的孩子在 3 岁以前就可以完成感觉统合的过程，在身体、大脑、感觉（视、听、嗅、味、触等感觉器官）之间建立起协调的关系。建议家长从小为孩子提供有益身心发展的环境和活动。例如，多爱抚孩子，给予干净的活动空间，鼓励孩子利用触觉探索环境，在孩子还未学会走路时，让孩子能够自由自在地爬行，锻炼其手脚协调能力。这是非常重要的。

家长应该尽量抽出时间来和孩子玩耍、交流，多带孩子到户外跑跑跳跳，荡荡秋千，在草地上翻滚。亲子互动不仅有利于孩子感觉系统的发展，而且有利于良好亲子关系的建立，更有助于孩子的动作、语言和性格的发展。家长还要尽量创造条件给孩子找几个同龄的小伙伴，让孩子在与同伴的交流和沟通中，刺激、调整与强化自己的各类感觉统合能力。

在日常生活中，不要因为溺爱或者不信任就替孩子包办一切，只要可能，孩子的事就让孩子自己去做。这样，孩子不仅乐意，有积极性，而且自信心也会在过程中不断得到提高。另外，家长还应尽可能让孩子多参加体育活动，如打球、跳绳、跑步等，而不是用各种各样的学习班剥夺孩子的娱乐时间，增加孩子的压力。适当的体育活动不仅使孩子健康、充满活力，而且能调整、刺激与提高孩子的本体感觉统合能力。更有意义的是，本体感觉统合能力的提高，能为孩子身体素质的提高、其他统合能力失调的纠正奠定良好的基础。总之，要鼓励孩子多参加各种运动。

父母除了在日常生活中积极引导孩子游戏，不妨也学习观察，你可能会发现孩子的某些能力发展得比一般孩子慢，或者某些感官知觉特别敏感。父母若能细心注意孩子的变化，再寻求专业人士的帮助，不仅可以降低对孩子是否有问题的焦虑，也可以在孩子真有问题时，及早发现，及早教育。

另外，家长可以参加机构举办的感觉统合家长课程，初步了解感觉统合知识并掌握家庭训练方法，正确评估孩子的感觉统合失调，在家庭中开展一些初步的训练，比如教孩子拍皮球、跳绳、单脚跳、跑步、攀爬、滑滑梯、荡秋千等等。这些活动能协助专业人员巩固感觉统合训练的效果。

★ 育儿心得 ★

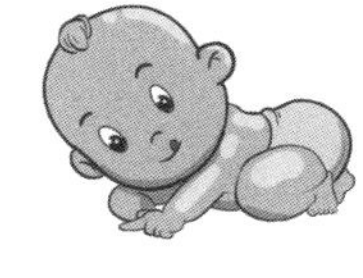

第八章

不可不知的孩子管教小秘诀

怎么才能让“小祖宗”安稳睡觉?

门诊中总是不乏咨询孩子睡眠问题的家长。

“医生,我们家孩子要抱着睡,一放下就醒,醒过来就要吃奶,不给就哭,一个晚上折腾好几次,大人都快受不了了。”

看着这些妈妈们憔悴的脸庞,我想起了自家混世魔王的成长“血泪史”。

和很多宝妈一样,我在怀孕时就买好了婴儿床,自己亲自动手组装,想象着宝宝躺在里面熟睡的画面:均匀的呼吸,吹弹可破的肌肤,长长的睫毛。哇!好期待。

然而现实给了我一记当头棒喝,在宝宝出生 15 天后,他再也不肯独自一人回到小床里,一放下就醒,一醒就哭,整个晚上睁着乌溜溜的小眼睛跟你耗。

无奈只得把“小祖宗”请上大床跟我睡,闻着奶香他甜甜地睡着了,从此我们全家称宝宝为“小魔王”。当然婴儿床也就在家里积灰了。渐渐地,我发现他晚上夜醒次数越来越多,一醒过来就噘着小嘴找奶头，吃两口又睡着，过一会儿又醒，恨不得整晚都含着奶头睡觉，搞得我心力交瘁，体重回到孕前，头发也掉了很多。长痛不如短痛，在他长到 12 月龄时，我终于下定决心要治治这个“小魔王”！

那是个普通的夜晚，刚才还玩得兴高采烈的“小魔王”，一下子就目光“呆滞”，烦躁起来，我赶紧伺候他沐浴更衣就寝。一进卧室我就把他扔床上了，他被我突如其来的举动吓了一跳，举起手要抱抱，我没有理会，平静地跟他说：“以后宝贝都要自己睡觉了，妈妈在旁边陪你。”

他在黑暗中平静了三秒，之后哇的一声哭了，他听懂了，他要反抗。他铆足了劲地哭，很快房门被打开了。“怎么了？怎么了？”婆婆焦急地询问。（我事先忘记告知婆婆今晚开始给宝宝做规矩）一看有人来了，他哭得更加起劲了。“妈，没事，我做他规矩呢，做好了以后睡觉就轻松了。”婆婆欲言又止，悻悻地关上了房门。“什么，救兵就这么走了！”他哭得几乎岔气。

不一会儿房门又被打开，婆婆心疼地说：“要不我抱去睡吧？”“不行，半途而废只会助长他的气焰。”见我态度强硬，婆婆无奈，又关上了房门……

其实宝宝的哭声也是揪着娘心的，好几次我差点抱起他，把奶头送上去，但还是忍住了。

不知过了多久，“小魔王”终于安静了，脸颊上有泪痕，睡梦中还在抽泣。我看了一下时间，哭了整整半个小时，可对我来说，这半小时像是一个世纪。

那个晚上他总共醒了四次，每次醒来我都没有马上奉上乳头，或抱他起来走走，就让他哭，这么过了一夜。

第二天夜幕降临，"bedtime"，一进房间小家伙就开始哭了。婆婆紧随其后，冲我吼道："后妈都没这样养的，你不乐意带，我来带！"

"我自己的孩子自己知道怎么养！"婆婆被我顶了回去，愤愤地摔了房门。

15 分钟后他睡着了，我也该好好想想明天怎么跟婆婆道歉。这个晚上他醒了三次，哼唧了几声没有找到奶头，翻个身又睡着了。

第三天晚上，"小魔王"已经知道没人会来救他，象征性地假哭了几声，就倒在床上滚来滚去，才 5 分钟就睡着了。这一夜安睡，为娘甚是欣慰。

从此，"小魔王"就能一夜睡到天亮了。

通过这次的亲身试验，我才真正地懂得，要培养宝宝良好的睡眠习惯，首先要建立一套固定的睡眠模式：每天在固定的时间就寝，睡前降低玩耍强度，不做剧烈活动，可做些如喝奶、洗脸、刷牙、换睡衣、讲故事、看绘本等轻松的活动。其次要让孩子学会自己入睡——不哄,不摇,不奶睡。第三,也是最重要的,在实施前家庭成员的意见一定要取得一致,否则会很难实施。

头几天会比较难熬,宝妈一定要顶住压力,不能半途而废。千万不要宝宝一有动静就马上冲过去,更不要这里拍拍、那里弄弄,可以等待几分钟,看看宝宝是否能自己重新入睡。若家长不忍心孩子长时间哭闹,也可以采取温和、循序渐进的方法,即孩子哭5分钟后,一旦孩子不哭了,妈妈马上过去看看,等待3分钟,安抚一下孩子;若孩子继续哭,妈妈就马上退出。这样,逐渐延长不陪伴时间,缩短陪伴时间,直至孩子入睡。这样做主要是让孩子知道妈妈就在边上,让孩子有安全感,但需要自己独自入睡。一旦习惯养成,睡眠的问题也就迎刃而解了。

如何让宝宝学会睡觉,最重要的还是要从小开始培养良好的睡眠习惯,如按时就寝、不抱睡、不含奶头睡、半夜醒后能独自重新入睡等。孩子越小,习惯越容易培养,坏习惯一旦养成,要改变起来就会困难得多,就如我家的"小魔王"。

温馨提示

当然,宝宝的睡眠习惯会受某些突发事件影响出现倒退现象,如生病、出牙等,这时候你只要重新开始上述步骤,相信宝宝很快又会重新适应的。

★ 育儿心得 ★

“职场父母”如何养育孩子?

无意中看到电视剧《周末父母》的剧情介绍，一下子就被吸引住了,因为它太接近现实了。

周末父母就是职场上的年轻父母,每周一至周五把孩子放在奶奶或外婆家,只有周末的时候把孩子接回来自己照看。

我不禁想到最近门诊中经常碰到的带着各类问题前来咨询的周末父母，有的是因为上班后无法保证母乳喂养导致宝宝体重不增，有的是因为孩子 2 岁了还不会说话，有的是因为孩子成绩下降、难管教，还有的是因为孩子青春期叛逆而出现各类心理问题……他们共同的特点是没有条件把孩子放在自己的身边抚养，由双方的父母带着孩子。而且，他们的理由也像剧情中一样——需要赚钱养家糊口，没时间照顾孩子。等到孩子出现问题后,他们才发现问题的严重性。

不管在农村还是城市，都存在着周末父母的现象，核心问题就是年轻的“职场父母”如何做到家庭与事业兼顾。

有些父母会说：“我们自己小时候没在父母身边长大，不是照样很好吗？为什么我的孩子会出现这样的问题呢？”

有时我会反问他们，在同一环境同一时期养育十个孩子，十个孩子的结局会是一模一样的吗？虽然养育孩子的方法有千万种，但不管是哪种养育法，早期父母的陪伴都是非常重要的，是不管用多少金钱也换不来的，全世界都一样。

在孩子的一生中，3 岁以前的正确教养是非常关键的。我国民间所谓“三岁看大，七岁看老”，说的就是早期教养对孩子今后性格形成的重要性。0 到 3 岁是孩子对父母依恋最多的一段时期，这段时期父母就是孩子最好的老师，也是孩子的第一任老师。父母的言行影响着孩子的品格形成。

“职场父母”该如何养育自己的孩子？从科学养育观点来看，不提倡“职场父母”做周末父母，建议他们创造条件和自己的孩子住在一起，哪怕只有下班后的一点点时间也行，并不是只有辞去工作做“全职妈妈（爸爸）”才能陪伴孩子。“职场父母”只要做到“优质的陪伴”，同样也可以做到家庭和事业两不误。

何谓“优质的陪伴”？就是年轻的父母每天抽出 10 到 30 分钟的时间，放下手中的一切，包括手机，全身心投入，陪孩子一起玩。在玩中教孩子，与孩子互动，让孩子在“玩中学，养中学，读中学”，用积极的心态去影响孩子的性格、情绪的发展。

别小看这每天的 10 到 30 分钟，对孩子来说，他能在这段时间学到很多知识，而有些知识是隔代抚养无法提供的。对“职场父母”来说，对孩子的优质陪伴就是给孩子最好的爱！有了这每天 10 到 30 分钟的陪伴，就能及时了解到孩子的需求及孩子成长过程中出现的偏差，就能及时纠正与引导。

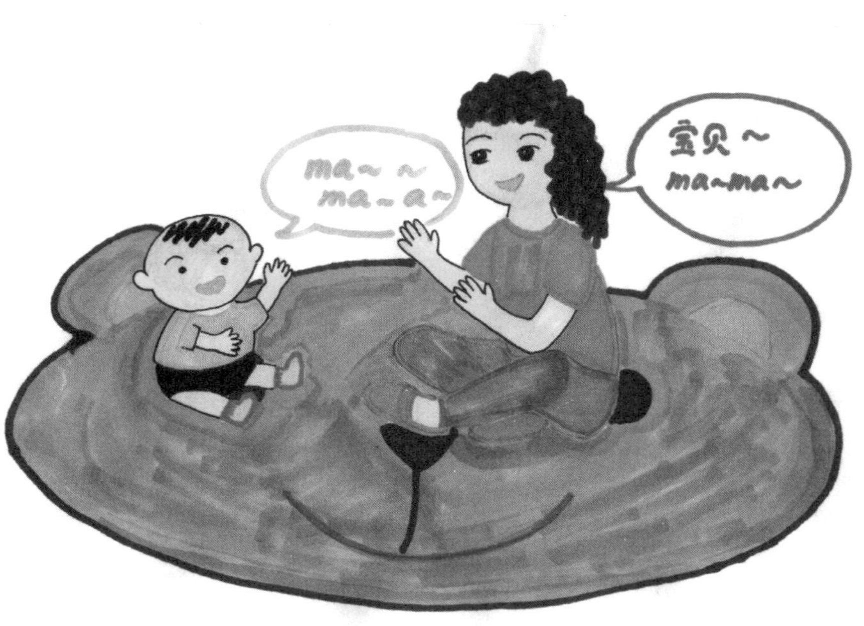
ma~ ~
ma~a~
宝贝~
ma~ma~

★ 育儿心得 ★

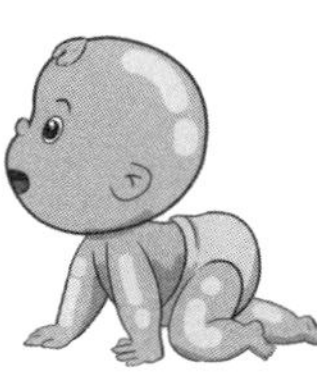

管教孩子不配合，家长该怎么办？

门诊中经常有人带着孩子来问："医生，我家孩子现在好难带，怎么办啊？我说什么他都不听，我说东，他偏要往西。我说重一点，他就哭，真的不知道怎么办才好。"

我不太清楚他们在家的相处模式是怎样的，但我想讲讲另外一个小故事。故事来自我在心理学学习班上一个同学交上来的作业，我看了深受启发。故事是这样的：

同学的女儿在2岁前都没看过电视，没有接触过电子屏幕之类的东西（从这里就能看出这个妈妈是个很有智慧且爱学习的妈妈）。后来女儿上了幼儿园，接触的小朋友多了，中午学校也会放一小段动画片让小朋友看，慢慢地，她女儿回家也开始要求看动画片。

同学想孩子长大了，别的小朋友都在看，就她不看，也有点说不过去，就开始让她看动画片。但是看了一段时间后，同学发现女儿看东西时有眯眼睛的习惯，赶紧问家里带女儿的老人，老人说：“管不住啊，不看痛快了，就不让关，关了就哭、就闹，看她哭得可怜，只能让她继续看了。人家的孩子也不都是这样的吗？”

“可长期这样，眼睛迟早要看坏的，不行，我得想办法阻止。”同学这样回答老人。

同学用了好多种办法阻止女儿长时间看电视的行为，但似乎都不管用。她曾耐心地和女儿讲道理：“你不能看太久，否则眼睛就近视了。”女儿刚听完时点点头表示同意，可一转身就忘，动画片照看，关了就哭。

后来同学和女儿商量：“你最多只能看半小时电视，半小时到了，就关电视，好吗？”女儿点点头。但一到放好看的动画片时，她仍然不配合，因为她根本不懂半小时的概念。

半小时的时间没概念，数字 5 以内总是知道的吧。

“我们每次就看三集好不好？三集到了，我们就关。”但是三集到了，要关的时候，仍然难以执行，还是会引起女儿哭闹。

有一次她突然灵机一动，用了另一种办法：从教女儿看电视进度条入手。

“你看到第三集的时候，妈妈就提醒你一下，这是第三集了，然后你看进度条，进度条到最后面了，就说明三集放完了，我们就关，好不好？”然后，她再教女儿如何去看进度条。

第一天，到第三集的时候，同学告诉女儿“这是第三集了”，进度条到一半的时候，她再提醒女儿一下，进度条走到最后的时候，女儿就主动把电视关了。慢慢地，女儿开始主动问："妈妈，这是第几集?"然后女儿自己决定什么时候关。看电视问题就这样解决了。

看了上面这个故事，有多少因为看电视问题而引起孩子哭闹顺带妥协的家长会受到些许启发?

孩子生来即顺从，他愿意配合家长的所有要求。但是有多少孩子能配合得好呢?孩子不配合很可能是因为家长总是靠外力要求其配合，而不是激发孩子的主动性。

首先，上面故事中的妈妈告诉孩子方法，然后把决定权交给孩子，孩子就有了"我的事情我做主"的优越感，她就愿意去完成这件事情，哪怕她还真有点想看电视，但是妈妈的表扬和"这是我自己做的"这种成就感对她的吸引力比电视更大。

其次，2~7岁的孩子，他理解这个世界，靠的是具体的事物，而非抽象的概念。简单地说"三集"，孩子无法理解。这个年龄段孩子学数数时，都需要借助实际事物，比如数几颗糖，他用手指边点边数"1，2，3，4……"。最开始学加减法，他也需要用手指掰着去算。

最难带的孩子往往就是2~7岁的孩子，这个阶段用心理学术语说就是"前运算阶段"[1]。"这个时期，儿童将感知动作内化为表

[1] 皮亚杰的认知发展第二阶段（2～7岁）。本阶段儿童的心理表征能力已迅速发展，但思维活动还缺乏逻辑性。

象，建立了符号功能，可以凭借心理符号（主要是表象）进行思维，从而使思维有了质的飞跃。”

了解了儿童心理，我们才能更从容地教育他，做最懂他的小伙伴，真正做到高质量陪伴！

★ 育儿心得 ★

轻松养孩子，为什么要语言优先？

一对父母带着9个月大的孩子进来，向我咨询孩子的发育情况。检查下来发现孩子会坐，会爬，能用手指捏小物放入盒子里，一切正常。我和爸爸妈妈说，孩子发育得很好。爸爸看看我，欲言又止，纠结好几次之后才说出他的疑惑："医生，你看看我们孩子手部的肌张力是不是高啊？"

我一惊，能说出"肌张力"这个词的，肯定是很关注孩子神经发育情况的家长，但"手部肌张力"这个说法，还真没有。我表示不太能理解。爸爸说："就像刚刚我在测量室给她量身高体重时，她的手就捏得很紧，紧紧地抓住旁边的栏杆，我拉都拉不开。"

哦，我明白了。这不就是一个正常孩子害怕、紧张的表现吗，和"肌张力"一点关系都没有。

后面进来就诊的是一个8周岁的女孩，因乳房提早发育来医院。从她进门，妈妈和我说"看看孩子是不是早发育"时，小女孩就开始哭哭啼啼地说:“不要啊,我不要看啊……”

我让她过来,把衣服掀起来让我检查一下,她便开始大哭。查完了,我建议她去拍个骨龄片看看,她又大哭拒绝。

一周后来复诊时,女孩子笑眯眯地走进来,大大方方地掀开衣服并大声和我说:“我感觉好一点了,有点小下去了,只是中药太苦了。”

我问她:“那你上次为什么哭啊?又不痛又不痒的,对吧?”

“嗯,是的,只是我不知道要干什么。”她大大方方地回答我。

两次就诊判若两人。

9 个月到 8 周岁的孩子,每个人都在我面前表现出他们的害怕和紧张,家长也觉得不理解,别人家的孩子都表现得那么好,为什么偏偏自己的孩子就这么爱哭,这么会紧张。

去年 11 月份的时候,我接触到一个新的名词“语言优先”。第一次接受培训,整整两天,我不觉得这有什么好,我甚至纳闷这个几乎所有人都知道的事情,为什么国家还把它当作推广项目在全国开展。

头两次推广课程,我当作任务来讲,但在讲第三次时,我加入了自己的思考,我和所有听课的家长一起学习,也加深了对“语言优先”的理解。原来很多家长觉得孩子不好带,孩子不愿意顺从、不愿意配合家长,是因为他们没有好好地做到“语言优先”。

何为“语言优先”？我的理解是，和孩子在一起做任何事情时要注重语言沟通，让你的语言能发挥作用，能更好地贴近孩子的需求，不只是敷衍于表面。

譬如前几天，我 5 岁的孩子洗完澡，在床上等着我给他读绘本。我在客厅忙别的事情，大约晚了 5 分钟进屋。进去发现他正欢快地在床上跳来跳去，手里拿着他的毯子不停地抖着，嘴里还哼着歌曲。看着刚铺好的床已经乱成一团，我怒火中烧，重重地说：“停下来！”他抬眼看了我一下，继续更欢乐地抖动了，我大吼：“我让你停下来！”

他停下手里的动作，很愤怒地看着我。我不理他，他到我的床上，用力踢我被子，边踢边大声说：“早知道，我就不给你弄了呢！”

事情需要解决，我坐在床上，看着他，跟他说：“过来，妈妈抱抱。”他愤怒地看着我，不肯过来，像一头小狮子。

“妈妈刚刚大声说话，妈妈做错了，对不起！”

一声“对不起”，让他一下子放下自己的愤怒，哭了，大声地哭了。我过去把他抱过来，坐在我身上，和他说：“妈妈不希望你在床上玩。”他不说话，继续哭。

情况不对，没说到他心里去，我继续：“你刚刚是想把毯子叠起来吗？”他点点头，哭声小点了。

“但是妈妈不希望你动作幅度那么大，现在天天下雨，你这么大幅度地抖毯子，肯定会有很多的细菌、螨虫跑到空气中，到时就会随呼吸钻进你的身体里去，让你生病。”他还在哭，声音小了很多。

“好了，现在你帮妈妈一起把毯子叠起来吧。”他站起来，不哭了，但还是有点不高兴。

我接着说：“妈妈记得你小时候，非常想帮妈妈干活，妈妈叠被子时，你在旁边要帮忙，妈妈说‘你提一个角’，然后你很疑惑地把你的脚抬起来，准备要用手去提，太搞笑啦！”说到这儿，孩子也笑了，我们两个一起哈哈大笑地滚到了一起，一场对抗就这样轻松化解了。

语言，是一种交流的工具。人与人之间的联系都需要语言，或者是说话，或者是眼神，或者是动作，这都是语言的范畴。

语言很大一部分用于沟通，但在养育孩子过程中，语言就像一把金钥匙，它开启并连接着家长和孩子之间的所有情绪与互动。

★ 育儿心得 ★

想要孩子配合就医，家长该如何做？

（上篇）

门诊中一对年轻的父母抱着一个15个月大的孩子进来，说："医生，你帮我看看孩子这样走路对不对，他刚学会走路不到1个月。"

我让她把孩子放下来，走走看。

妈妈试图把孩子放到地上，孩子像树袋熊一样，吊在妈妈身上，不肯下来，更谈不上走。

妈妈不好意思地对我笑笑说："这孩子怕医生，看见医生就不敢下地。"

我说："没事，你们带孩子到走廊上去走走，让我看看吧。"

看下来，孩子走路没异常。

接着妈妈又说："能帮我们量量身高体重吗？"

我起身，跟在妈妈后面。妈妈把孩子鞋子脱下来，孩子一脸茫然，妈妈一句话都没有说，把孩子横抱放在量床上躺着。孩子被突如其来的一系列动作吓到了，想挣扎坐起来，妈妈还是一句话都没有说，直接用手把将要坐起的孩子摁了下去。孩子马上开始挣扎，哭得撕心裂肺，最后只能不了了之。

看到这里，我在想，如果抱着给孩子脱鞋的时候，家长就在他耳边说上一句“宝宝，我们现在躺到这床上去，让阿姨帮我们量一下身高，马上就好”，孩子的反应是不是就不会如此激烈了呢?

其实儿保科是一个相当温和的地方，不会有创伤性的检查或治疗，但因为要了解孩子是否存在某些方面的问题，所以需要我们和孩子简单地互动一下。如果碰到一个落落大方、善于配合的孩子，我心里就会觉得“这孩子太棒了，估计不会有什么大的问题”。这个时候，我再去看他的家长，妈妈或爸爸对他都是轻言轻语，带着鼓励眼神的。但遗憾的是，来就诊的孩子中，这样的并不多。

经常碰到的场景是，每当我需要和孩子沟通时，孩子不是低头看着自己的手就是哭闹，家长在旁边严厉地说：“你平时不是很能说的吗?现在医生问你，你倒是开口说话啊!”要不就是“你说，你说了后，我们就出去买好吃的”，或者“你若不说话，医生就要给你打针了”，再或者“这孩子就怕医生”，等等。

很多6月龄以上的小宝宝，只要有过生病经历，他们看见穿着白大褂的医生，都会吓得躲到妈妈身上，根本就不能配合医生检查。家长则会在旁边说："孩子看见穿白大褂的医生就哭，上次打预防针打怕了。"

"白大褂"真的有那么恐怖吗？

我自己的孩子打预防针不会哭，但在排队等待过程中看见别的孩子撕心裂肺地大哭，拼死挣扎时，他会感到恐惧。他也会带着哭腔说："妈妈，我好怕，这个好疼啊！"每当这个时候，我都会很平静地再给他讲一遍打针的流程：阿姨给你消毒，然后打针，针拔出来，再用棉球摁住，就好了，是会有点疼，要是你感到疼，你可以哭一下。轮到他，他会勇敢地伸出胳膊，然后看着阿姨是怎么一步一步按照妈妈所说的步骤在他的胳膊上操作的，他不觉得很疼，他也不会哭。我问过同事，她们的孩子打针、抽血也不会哭。

为什么我们医生的孩子看病打预防针时不会哭，而其他孩子容易哭呢？

我从我的孩子身上找到了答案。孩子5周岁要去做健康体检，体检时要抽血检查。以前听妈妈的描述就能缓解他的恐惧，但现在他有他的小伙伴和同学，他们也会在一起交流生病后上医院的疼痛与恐惧。他对未知的抽血的恐惧，已不再是我轻言细语地描述步骤就能解决。他有他自己的思考，他有他自己的主意。

他一方面盼望着自己过生日，一方面又恐惧生日的到来（因为要去体检抽血检查），我能感觉到他的矛盾心理。在那半个月里，他每天都要和我说一遍“妈妈，我不想抽血”。我平静地回复他：“妈妈现在也不太确定到时候是不是需要抽血，如果真要抽血的话，可能会有一点点痛。”我继续把流程和他描述一遍，但现在即便我再描述，也打消不了他的恐惧，他不再像小时候一样配合。

若到时真的不配合，那我该怎么办呢？请看下篇。

想要孩子配合就医，家长该如何做？
（下篇）

到了体检那天，我们一早起床坐车到了社区卫生服务中心。排队检查好了，医生说，你们去抽血吧。

他开始有点唧唧歪歪了，嚷嚷着："妈妈，我真不想抽血……"但还是和我一起下楼，交钱，然后到抽血窗口。站在窗口，他满眼都是害怕，我蹲下来，拉着他的手，看着他的眼睛和他说："一会儿抽血时可能会有点痛，要是痛得忍受不了，你就哭一下。"他点点头。

轮到他时，他有点不情愿地伸出了他的手，看阿姨给他消毒，然后扎了一下，血出来了。至此，他不敢相信地问我："妈妈，血已经抽完了？"我说是的。回去的路上，他非常轻松快乐，不停地说："抽血真好，一点都不疼，我真想每个手指头都扎一下。"

在这之后的半个月里，他时不时都会和我们说："我一点都不怕抽血，抽血一点都不疼。"昨天，我们下楼时，他又和我说：

“妈妈，你知道我开始为什么怕抽血吗？”我说妈妈不知道。他说：“开始的时候，我以为是一个很大很大的针在我手上扎，我觉得会很疼啊，结果就那么一根细细的管子，我都没看见针，就抽好了，所以其实抽血一点都不疼。”

孩子看医生之所以哭闹，是因为他不知道。他不知道他没尝试过的事情是怎么样的体验，所以恐惧、反抗，最后导致对穿白大褂的人都感到害怕。打预防针的地方，静脉输液的地方，是孩子最恐惧的地方，很少看见有孩子不哭的。

其实打预防针、输液真的有那么痛吗？未必。

在孩子很小的时候，每个月都需要去打预防针，明明平时对自己很好的妈妈，突然一句话不说就把他放倒或者夹住，这给孩子带来了突如其来的恐惧。有经验的妈妈都知道，其实消毒的时候，是所有人内心最恐惧的时刻，扎针就是那么一秒，再痛也不会痛到哪里去，关键是怕。家长不要把太多自己的恐惧心理带进去，觉得打针就是要牢牢压住，打好了，再变身好妈妈，这样，孩子会很没有安全感。他虽然对妈妈依恋，但以后只要你把他放在他不熟悉的地方，他就可能拼命反抗，使劲大哭。

在做任何事情之前，我们可以简单告诉孩子，我们将要做什么，需要他怎样配合。很平静很简单地说一句，孩子就会知道将要发生什么，这样，他的配合程度就会高很多。否则，一件只需要简单配合就能完成的事情他也可能做不好,比如上述量身高体重的例子。量量身高、测测体重是件很简单事情,但是因为妈妈只是简单且粗暴地把孩子往床上一放,然后用手压住,孩子不知道怎么了,可不得哭得撕心裂肺,最后身高体重自然也量不成。以为能用暴力压制,结果却适得其反!

恐惧,来源于未知。很多时候,家长与其去责怪孩子胆子小,哭闹严重,不像别人的孩子那般配合,不如考虑一下自己做到了多少,是否给予了孩子足够的安全感。

★ 育儿心得 ★

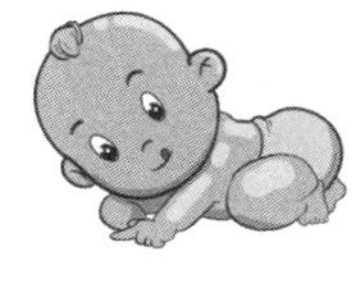

第九章

放手，为了孩子更好地成长

宝宝为何怕学走路?

走路是一个婴儿大动作发展的最终阶段。人是直立行走的，到婴儿会直立行走时，家长都会觉得心头一喜：我家的孩子会走路了!

那走路需要什么条件呢?无外乎两种，生理因素和心理因素。生理因素前面都有提到过，此处不再赘述。那心理因素呢?心理因素就是孩子敢不敢自己迈出第一步。

孩子会走路后，我们会看到三种情况：第一种就是正常地走路(所有人都期望看到的)；第二种就是明明已经能走路了，却总是不管不顾、跌跌撞撞，不停地摔，摔了以后，一点也不长记性照常走；第三种就是已经很大了，却总也不敢松手走路，即使是开始时大人用手扶着能稳步前进，但家长稍一离开，就马上蹲下，不敢再走。

今天，我着重讲讲造成第二种情况的心理因素，因为这种心理因素不单单会导致走路行为问题——跌跌撞撞、不停地摔，而且会增加孩子日后发生危险的概率。

一般这样的孩子家里，都会有一个随时随地想保护孩子，让其免于受伤的家长，即使在最安全的草坪上，也会以弯腰且双手张开的姿势跟在孩子身后，以便在孩子还没摔倒的时候就用他最敏捷的身手将他抱起来，嘴里还会不停地说"宝宝，小心点，慢点走……"孩子可能还在前面边走边哈哈笑，他觉得这就是一个游戏，压根没意识到刚才差点摔倒的危险。

对孩子的过度保护，导致孩子对本来该学会的保护支撑反应一无所知，不光没学会如何在摔倒之前让自己重新稳住的补救动作，还养成了心理依赖：反正有人在后面保护我让我免于摔跤，我为什么还要学习如何避免摔跤的本领呢？

这样的孩子，身体在不断成长，可心理没成长。随着他的探险欲望越来越强烈，保护他的家长会越来越多地讲"宝宝，不要这样，宝宝，不要那样"。因为有家长的提醒，孩子就觉得他时刻都是安全的，所以，一旦缺少家长的监管，他就会遇到各种各样的危险。

有一次，我竟然在网上看见一个妈妈在求助：两岁半的孩子，看见车开过来了就要笑着冲过去，有什么好的解决方法？这种看似不可思议的情况其实是家长过度保护的结果。

所有孩子都有权利知道什么是能做的，什么是不能做的。如何让他拥有这个权利？我们需要让孩子自己去体验。就像学走路一样，在相对安全的环境下，让他自己去体验，让他的身体来做主，让他自己去尝试一些不好的后果，以此来印证家长告诉他的那些不能做的事情确实有危险，以后他就不会去做了。

少对孩子说“不要”，适当的体验比过度的阻挠效果要好太多了。适当地放手，家长要做的就是引导，这就可以了！

★ 育儿心得 ★

孩子穿衣是否需要做到“春捂秋冻”

门诊中经常会有妈妈带着孩子过来咨询：“医生啊，你看我这孩子三天两头地生病，真是不知道该怎么办才好，你们这有没有提高抵抗力的药啊?”

这刚到初秋，家长才穿着一件薄外套，回头看孩子都已经是标准三件式上身了：棉毛衫，毛衣，外套。更别提寒冬腊月了，很多孩子更是被里三层外三层地裹着，稍微活动一下都困难。这些家长给孩子穿这么多的理由出奇地一致：外面这么冷，他生病刚好，生一次病就让我们“掉一层皮”，不打点滴就好不了，你说我们敢让他少穿吗?

真的就是“衣服穿得多，就能少生病”吗? 答案恰恰相反。仔细观察那些一年都不怎么生病的孩子，他们的衣服穿得并不比大人多。

我家孩子即将结束他的四年幼儿园生活，他是全园都知道的身体最健康的一个孩子。众所周知，幼儿园的孩子是最容易生病的，而且一个孩子病了，倒下的就是一群孩子。但是在他们班上，他是唯一一个从来没有因为生病而请假的孩子，偶尔流流鼻涕，咳嗽几天，自己挺挺也就过去了。我们从小就按照寒冬腊月穿衣服最多和大人一样多、春秋季节比大人少半件的原则穿衣服，他没有因为衣服穿少了、手冰凉而生病。

有一次和他们班老师聊天，老师说："外面这么冷，你们就穿三件，稍微一动，他就喊好热好热，要脱衣服。"

我笑笑："嗯，小孩子都这样，他们代谢得快，产能量高，所以特别容易感到热。"

老师说："不，有的孩子穿五六件，活动都困难的那种，但是活动后，还是不会热，身体也不会出汗。"

难道我学的知识是错的？为什么不是每个孩子都适用这个道理？

直到有一天，我听了我们中医科同事讲的一堂课，突然明白了。

孩子生下来就是自带"空调系统"的，他们能自己调节身体的温度来适应外界的环境，但现在，因为家长的过度干预，破坏了他们自身的"空调系统"，导致他们无法主动对抗外界环境变化，变得容易生病。

怎样给孩子穿衣才合适

首先,衣服不要多穿。

其次，孩子的衣服不是穿上就不变了的，要随时根据外界温度和孩子的活动度来给孩子脱、穿衣服。

在孩子准备活动时,可以先把外套敞开,活动开始后,身体发热了,但后背还没有汗时,把外套脱掉,鼓励他们大幅度活动。活动结束后,及时把汗液擦干,让身体稍微冷却一会儿,再及时把外套穿上,但不要扣上,仍处于敞开状态,在孩子身体平稳后,再把外套扣好。这一系列动作很简单，但是时机却要掌握好，不能等身体出汗了再脱衣服，不能在身体还有汗时，就强行把孩子的衣服扣上,等等,这需要家长的智慧,需要孩子的配合。

如果能做到这些，孩子的身体就会慢慢强壮起来，抵抗力强了,就不容易生病了。

这些说起来容易,但有些孩子从小就是被里三层外三层裹着长大的,那是不是就没办法了?

古话说“春捂秋冻”，简单的四个字，包含了成百上千年的智慧。那就从秋冬开始，经过了一个夏天的燥热，每个人体内都有热气存在，刚入秋天微凉时，不妨慢一点加衣服，让身体内的“空调”重新启动工作。春暖花开时节，经历了一个冬天的寒冷，每个人体内均有一定的寒气，天刚热时，不妨慢一点脱衣服，让身体慢慢适应。

穿衣看似简单，其实不然，穿得不好，孩子就容易生病，但是请记住，很多孩子的病是被“捂”出来的！

★ 育儿心得 ★

主要参考书目

[1] 陈荣华，赵正言，刘湘云．儿童保健学 [M]. 第 5 版．南京：江苏凤凰科学技术出版社，2017.

[2] 王卫平，毛萌，李延玉，等．儿科学 [M]. 第 8 版．北京：人民卫生出版社，2013.

[3] 郝波，江帆．儿童早期发展系列教材之四：家庭养育与家庭规划 [M]. 北京：人民卫生出版社，2014.

附　录

中国7岁以下儿童身高生长参照标准

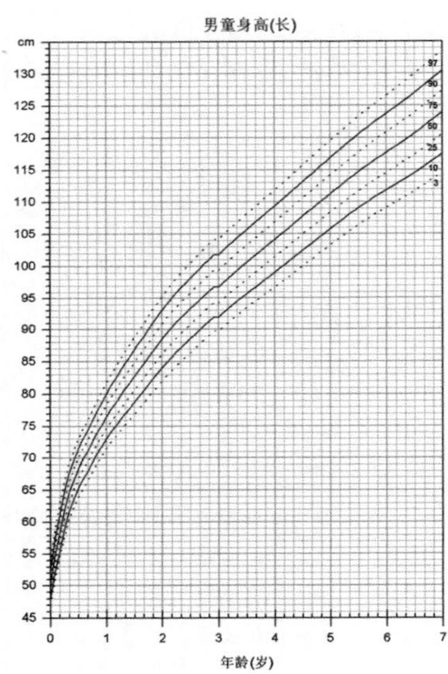

注:图中曲线由下至上分别为第3、第10、第25、第50、第75、第90和第97百分位线。身高在第3百分位线下方提示可能存在生长发育迟缓,身高在第97百分位线上方提示可能存在生长过速。数据来源于中华人民共和国国家卫生健康委员会妇幼健康司网站。

图1　中国0~7岁男童身高生长曲线

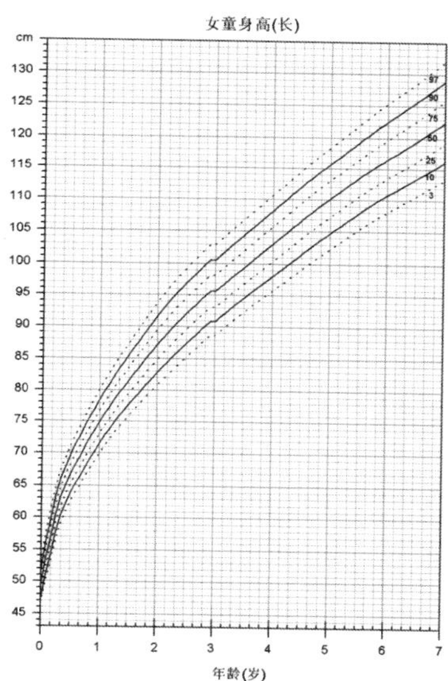

注:图中曲线由下至上分别为第 3、第 10、第 25、第 50、第 75、第 90 和第 97 百分位线。身高在第 3 百分位线下方提示可能存在生长发育迟缓,身高在第 97 百分位线上方提示可能存在生长过速。数据来源于中华人民共和国国家卫生健康委员会妇幼健康司网站。

图2　中国0~7岁女童身高生长曲线

表1　中国0~7岁儿童身高的生长标准值（cm）

年龄	男			女		
	矮小（P_3）	均值（P_{50}）	上等（P_{97}）	矮小（P_3）	均值（P_{50}）	上等（P_{97}）
出生	47.1	50.4	53.8	46.6	49.7	53.0
3 月	57.7	62.0	66.3	56.5	60.6	64.9
6 月	64.0	68.4	73.0	62.5	66.8	71.2
9 月	67.9	72.6	77.5	66.4	71.0	75.9
12 月	71.5	76.5	81.8	70.0	75.0	80.2
15 月	74.4	79.8	85.4	73.2	78.5	84.0
18 月	76.9	82.7	88.7	76.0	81.5	87.4
21 月	79.5	85.6	92.0	78.5	84.4	90.7
2.0 岁	82.1	88.5	95.3	80.9	87.2	93.9
2.5 岁	86.4	93.3	100.5	85.2	92.1	99.3
3.0 岁	89.7	96.8	104.1	88.6	95.6	102.9
3.5 岁	93.4	100.6	108.1	92.4	99.4	106.8
4.0 岁	96.7	104.1	111.8	95.8	103.1	110.6
4.5 岁	100.0	107.7	115.7	99.2	106.7	114.7
5.0 岁	103.3	111.3	119.6	102.3	110.2	118.4
5.5 岁	106.4	114.7	123.3	105.4	113.5	122.0
6.0 岁	109.1	117.7	126.6	108.1	116.6	125.4
6.5 岁	111.7	120.7	129.9	110.6	119.4	128.6
7.0 岁	114.6	124.0	133.7	113.3	122.5	132.1

注：P_3、P_{50}、P_{97} 分别表示第 3 百分位、第 50 百分位和第 97 百分位。数据来源于中华人民共和国国家卫生健康委员会妇幼健康司网站。